医学教養新書

知られざる万人の病

てんかん

改訂2版

金澤　治　著

南山堂

はじめに

☆日本にはてんかんの患者が百万人もいます。
☆主に子供と若者の病気ですが高齢化で老人でも増えています。
☆八割は治ります。
☆早期発見、早期治療が合併障害を防ぐ決め手です。
☆古い誤解と偏見を捨てましょう。
☆21世紀〝脳の世紀〟のキー・ワード〈てんかん〉

〈てんかん〉という病気は、泡を吹いて倒れる、一生治らない、知恵遅れになる、など暗いイメージに覆われ、長い間隠され続けていました。しかし、今や近代科学と医療の進歩により、より明るいイメージを持った新しい病気として、生まれ変わりつつあります。

最近、一部は日本も含め、欧米では十数種類もの新しい抗てんかん薬が開発され、空前のラッシュになっています。近い将来、てんかんの治療も大きな変革を遂げることが期待されます。

二十一世紀は脳の世紀とも言われます。てんかんという病気の解明と治療は、人の脳の謎を解く鍵を握っているのです。

近年、医療の現場では、患者のＱＯＬ(Quality of Life) すなわち〝生活の質（の向上）〟ということが大きな課題になっています。筆者は長年のてんかんの専門診療の中で常日頃感じていることがありました。それはてんかんに対する無知、あるいは誤解と偏見とが、いかに患者のＱＯＬの向上を阻んでいるか、ということです。この意味で、てんかんはいまだに〈万人の病〉と言わざるを得ません。

この本は、古い誤解と偏見に満ちた万人の病気てんかんを、一般の人にも正しく知ってもらうために書かれました。

この本は、大きく二部に分かれています。第一部「てんかんだった偉人達の話」で、てんかんに対する興味を深めていただき、第二部「てんかんを見直そう」で、てんかん全般について基本的な知識を得ていただきたいと思います。この本によって、てんかんに対する誤解と偏見が少しでも解かれ、より深い理解が得られることを願って止みません。

二〇一三年　春

著者

目次

知られざる万人の病
てんかん

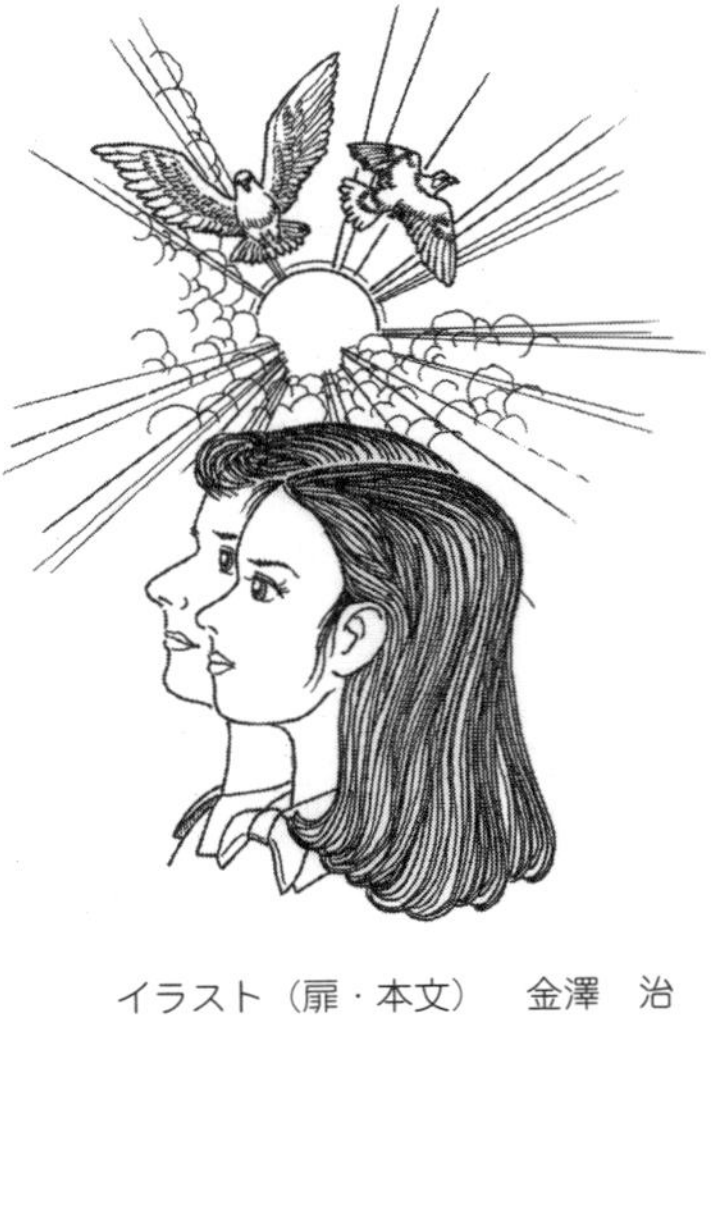

イラスト（扉・本文）　金澤　治

第一部　てんかんだった偉人達の話

古代から未来へ、時空を超えた脳の病気、〈てんかん〉

シーザー、ジャンヌ・ダルク、ドストエフスキー、
フローベル、ゴッホ、みんな〈てんかん〉でした。

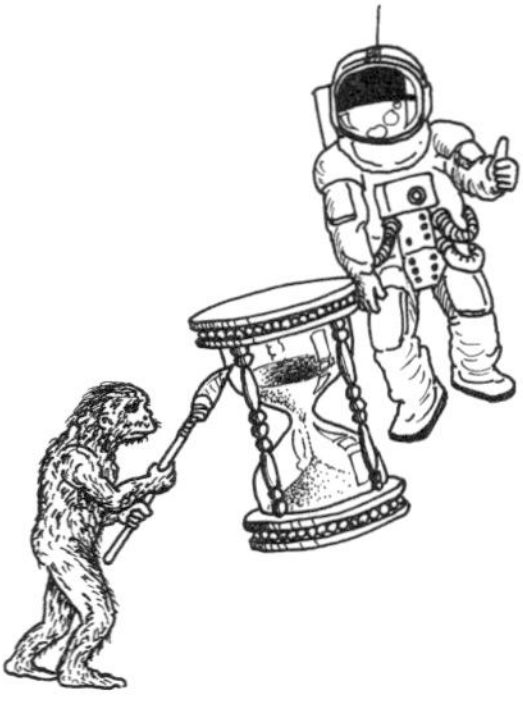

0. てんかんだった偉人達にはどんな人がいたのか?

なぜあえててんかんだった偉人の話を持ち出したかと言いますと、それは今てんかんと診断されたり、あるいはもっと別のことで落ち込んでいるかも知れない本人や家族の人達に、少しでも立ち直るための情報を提供したかったからです。ああ、あの偉い人もてんかんだったのかということが分かれば、自分になぞらえてみて明日への励みになるかも知れません。ハンディを乗り越えて歴史に名を残した人が何人もいるのです。

てんかんはおそらく人類が地球上に現われてから、ずっと百人に一人の割合（後述）であったはずですから、いや、もしかしたら昔はもっとたくさんの人がてんかんだったかも知れません。ですから、昔の歴史上の偉人達の中でもてんかんだった人が何人もいたはずです。もしタイム・マシンに脳波計を積んで過去にさかのぼって偉人達を片っ端から脳波検査ができたとしたら、もっとたくさんの偉人がてんかんだったということが分かるかも知れません。でも、実際そんなことは不可能ですから、現在残っている記録からしか、その偉人達がてんかんだったかどうか吟味することはできません。そのように過去の人たちの病気のことを探る学問のことを「病碩学」といいます。

この病碩学の研究によれば、脳波こそ取れませんが、その人の行動の記録から、まず間違いなくてんかんだったはずの偉人達が何人か浮かび上がって来ます。それは、シーザー、ジャンヌ・ダルク、ゴッホ、ドストエフスキー、フローベルなどです。この他にも、てんかんだったことが疑わしい偉人として、宗教家セント・ポール（聖パウロ）、仏教の開祖ブッダ、哲学者ソクラテス、アレクサンダー大王、ハンニバル将軍、回教の開祖マホメッド、悪名高いローマ皇帝カリギュラ、哲学者パスカル、ピーター大帝、皇帝ナポレオン・ボナパルト、詩人バイロン卿、劇作家モリエール、文学者ディケンズ、作曲家ベルリオーズ、イタリアの詩人ペトラルカ、作曲家ヘンデル、「ガリバー旅行記」の作家スウィフト、「不思議の国のアリス」の作者ルイス・キャロル、フランスの政治家リシュリュー、英国王チャールズ五世、日本では博物学者南方熊楠がおります。

これから、間違いなくてんかんだった何人かの偉人達のお話しをしましょう。

1. 古代ローマの英雄ジュリアス・シーザー

（紀元前一〇〇〜紀元前四四年）

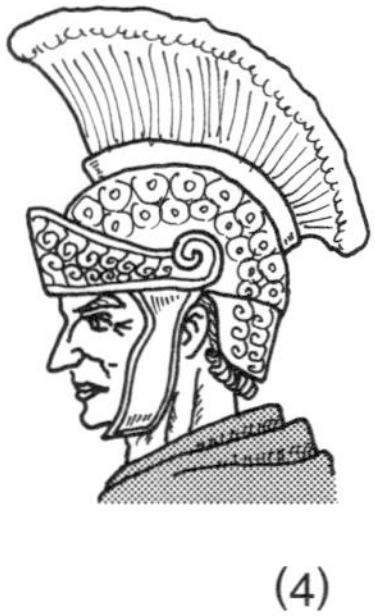

紀元一〇〇年頃にプルタークという人が書いた「英雄伝」という著書には、古代ローマの英雄シーザーがてんかんだったと書かれています。この英雄伝という著書は、ギリシアとローマの偉人たち五〇人の伝記を、それぞれ二人ずつを対比して並べた形になっています。内容は、伝記として史実に忠実になっているというよりは、それぞれの人物の性格を浮き彫りにするような挿話に力が注がれています。記述はやや雑然としていて、文章も決して名文とはいえませんが、幾多の人間像と、汲めども尽きぬ教訓の源泉になっているといわれます。

シーザーは古代ローマの将軍、政治家でした。彼は名門の出でしたが平民派だったため、貴族派の首領スラの在世中は不遇でした。スラの没後に政界に入り、財務官、大神官などを歴任しています。紀元前六〇年、ポンペイウス、クラッススらと組んで第一回三頭政治を始め、紀元前五九年にコンスルという地位に就き、国有地分配法を成立させました。紀元前五八〜五一年にガリア地方を平定し、ブリタニア（主に今のイギリス）に再度の渡海遠征を行いました。紀元前四九年に、ポンペイウスや元老院保守派による軍の指揮権取り上げに反対し、ルビコン川を渡ってローマに入り、反対派を倒しました。その後は破れて逃げるポンペイウスの軍を追ってエジプトに進攻し、そこで後世に名高いシーザーとクレオパトラとの運命の出会いがあります。紀元前四七年、彼は愛するクレオパトラをエジプトの王位に就け、小アジア、イベリア半島の反乱を鎮圧し、独裁的権限をふるいました。紀元前四四年、彼は終身ディクタトルという地位に就き、救貧、植民などの社会改革に着手し、また有名なローマの暦であるユリウス暦制定などにも貢献しました。しかし、同年、ブルータス、カッシウスらの共和政支持者の反感を買い、有名な「ブルータス、お前もか！」という最後の言葉を残して暗殺されてしまいました。シーザーは文人としても優れていて、有名な「ガリア戦記」、「内乱記」などの史書も残しています。

以前、朝日新聞の日曜版に連載された宮尾登美子の小説「クレオパトラ」の中で、紀元前五〇〜四〇年という古代に、シーザーは何回かてんかん発作を起こしています。この小説の中の表現が非常に現実味がありますので、少し、小説を覗いてみましょう。

シーザー五二歳の時、クレオパトラとの結婚式の場面です。(宮尾登美子著　クレオパトラ　朝日新聞社　一九九六年一〇月)

神殿には祭壇に一燈しか灯りは点しておらず、すべて皎々たる月光のもとで青く澄みわたり、人も景色もたとえようもなく美しく見える。

クレオパトラが広間を横切ろうとしたとき、うしろから靴音が聞こえて来、ふりむくと、ローマの軍服を着、剣をつけたシーザーと将校二人がいま神殿入り口の、低い階段にかかろうとするところであった。

では、ここで待って一緒に祭壇へ、とクレオパトラが体の向きを変えたとき、突然、シーザーが腰をぐっと落とし、すり足になって一、二メートル進んだと思うと、石の床の上に大きな音を立てて横ざまに倒れた。

あっと声を挙げてクレオパトラが駆け寄ろうとすると、将校の一人が大手をひろげてクレオパトラの前に立ちはだかり、

「女王陛下、どうぞ奥へお先においで下さい。

ここは我々が処理いたします。ご心配はいりません」

と、押し返そうとする。

いったい何が起こったのか、まるで降って湧いたような事態にクレオパトラは呆気に取られ、声もなく佇むばかり。しかし倒れたシーザーは世にもおそろしい苦悶の表情を浮かべ、こまかくけいれんしている様子が、将校の足の間からはっきりととらえられた。


小説の次の章「神々より病を授けられたひと」に移ります。


シーザーが突如倒れた姿を見たからには、将校の一人にいくら「お先にどうぞ」とすすめられても、クレオパトラだけで祭壇の前に進むわけにはいかなかった。

それよりも何よりも、あまりの驚きになすすべもなく立ち尽くしている目の前で、シーザーは背を丸め、手足をちぢめて激しいけいれんを続けており、それがどれだけ続いたろうか。ものの五分、いやもっと、二〇分ほどの長さだったかもしれないが、やっぱり一瞬、というほどの短さであったかもしれなかった。

そのあと、けいれんがようやっと治まったと思うと、シーザーは疲れきったようにながながと床に伸び、将校に助けられてよろよろと起き上がった。

「シーザー」

と走り寄ろうとするクレオパトラを制し、将校二人は両側からシーザーを支えながら、ゆっくりともと来た道に向かって歩を進め、遠ざかってゆく。

シーザーはもとより、将校たちも一言も発せず、ただ黙々と、三人肩を組みながら白く輝く道を小さくなってゆき、やがて視界から消え去ったとき、クレオパトラはいま、自分は夢のなかにいるのではないかと思った。


シーザーがクレオパトラの寝室にやって来たのは、それから二日後の夜更けであった。

（略）


「え？　てんかん？」

とクレオパトラはあまりの意外さにおもわず聞き返したが、シーザーはすっかり照れて、視線も合わさず、うつむいて首すじを平手で叩きながら、

「いやあ何故に私の体の内部にこの病がひそみ続けるのか、神を怨みたくなるときもあるよ。

最初の発作は一九の歳だった。

従軍の途中で突然意識がうすれ、その場に倒れてしまった。

同僚の話では四肢をつっぱり、目は白目になって口からは泡をふき、呼吸も止まっていたらしい。もちろん自分では何もおぼえていないし、気がつけばもとどおり元気なものだから、まるで

(8)

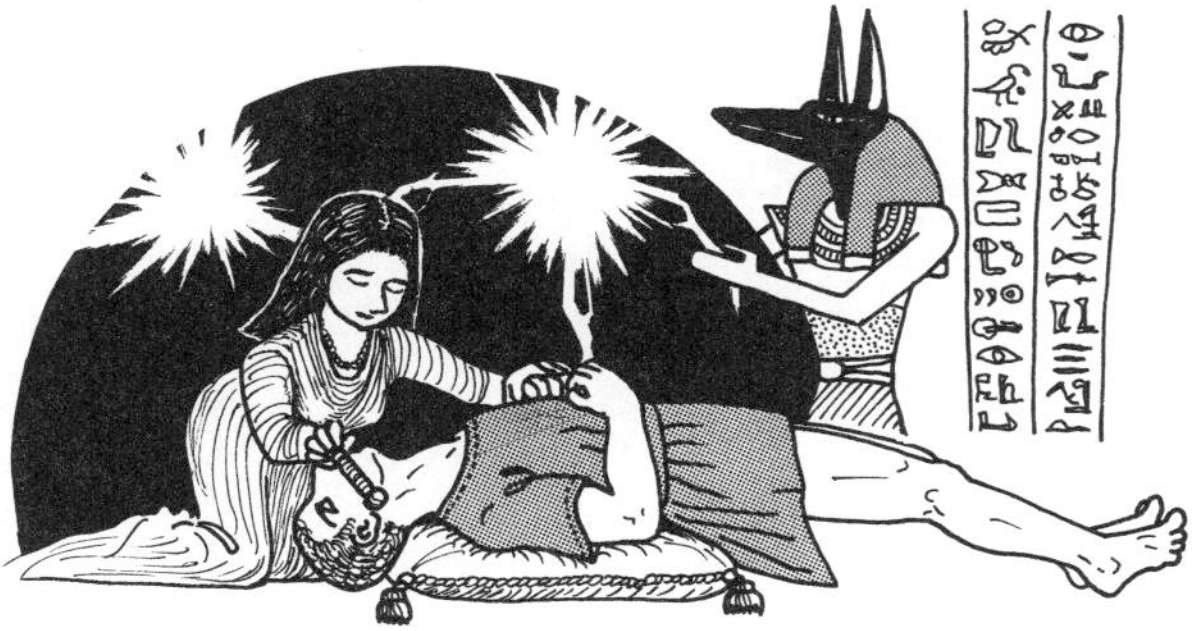

シーザーのてんかん発作
発作の時、口に物を咬ませているが、実際このような処置は必要ない。

狐につままれたような感じだった。

発作はその後ときどき起こり、一年に一度のときもあれば、七、八年のあいだ忘れていることもある。

そして大きな発作は昏睡状態がしばらく続くけれど、先夜のような軽度のものはほんの一、二分でもとに戻る。

ここ五、六年すっかり病気のことは念頭になかったものだから全くの無防備だった。

ともかく、最愛のクリノン（クレオパトラのこと）にあのような苦しむ姿を見せたものだから、弁明のしようもなかった。

大切な結婚式の夜をめちゃくちゃにしてしまってほんとうに悪かった。許されよ」

とシーザーが肩を落とし、はにかむのを見て、クレオパトラはすっかり謎が解けると同時に胸いっぱいになり、その手を取って、

「昔、お父さまに聞いたことがあります。

神々は万能だから、病気なんてないだろうと考えるのは間違いだ。神さまにもたったひとつ、持病がある、それはてんかんなのだよって。

シーザーあなたは神によって選ばれたひとよ。神の持つすばらしい能力を与えられたけれども、同時に病気もくっつけて授けられたのです。

敢然として、この病気を受ければいいではありませんか。

クリノンはそういうシーザーを心から尊敬します」

次は、古代エジプトのてんかんに対する知識はこのようなものであっただろう、という箇所です。

たしかに、てんかんは神の病という言い伝えはあるけれど、発作が起こるよりは起こらないほうがいい、とクレオパトラは思い、一日、ディオコリデス先生をひそかに招いててんかんの療法について話を聞いた。

「この病気の実態は、残念ながら判っておりません。

それだから神の病ともいうのでしょう。

軽い発作なら命に別条はありませんが、大きな発作の場合、それが高いところや水辺、また火のそばだと大へんに危ない。

格別薬もないのですが、私から申し上げられることは極度の興奮、緊張は避けたほうがいいと思います。

最初に意識が薄らぐという症状から考えて、脳の働きと深い関係があるのはたしかですから。

しかしそうは申し上げても、上に立つ方は常に緊張の連続でしょうね」

シーザーはまた、引き続く戦いの直前にも何度か発作を起こし、よくはらはらさせます。

そして軍を率い、ヒスパニアの南部の首都コルドバに進んでここで決戦を挑もうとしたとき、またもや発作が起き、無念にも倒れてしまったのである。

このたびは前回の北アフリカ戦役のときのように軽度のものでなく、激烈なけいれんのあと、意識は五日間も戻らなかった。

部下たちはその枕頭に集まり、善後策を講じ合ったが、何といっても冬のさなか、若い者顔負けの早さで、ローマから休む間もなく走りとおした無理がたたっていることが原因だと判っても、司令官を失っては手をこまねくばかりであった。

シーザーは意識が戻るや、ふらふらする身でただちに出撃命令をかけたが、病臥のニュースはすでにヒスパニア中に知れわたっており、奇襲の戦法は全く効果を失ってしまった。

シーザーはこの後、最後の戦いで辛くも勝利します。

キリストが生まれるおよそ四〇年前、シーザーはてんかんで苦しんでいましたが、決してこれに負けてはいませんでした。もし、シーザーがてんかんという病気に討ち負かされてしまっていたら、そして戦いの直前に発作を起こし、その都度意気消沈してしまっていたら、彼はとうてい英雄になどなれなかったでしょう。

さて、彼のてんかんはどういうタイプのものだったのでしょう。最も考えられるのは特発性全般てんかんです。発症が一九歳だったということ、またたいてい大発作が起こっていることからおそらくこのタイプでしょう。しかし五〇歳を過ぎてもなお時たま発作を起こしているわけで、彼のストレスがいかに大きいものだったか想像を絶するものがあります。現代ではほとんどの患者が薬を飲んでいますから、普通中年を過ぎるとまず発作は起こらなくなります。しかし彼のように生か死かという極度の緊張を強いられる立場に立たされたり、また宴会できついお酒をあおるような機会があると、それを機にいったん治まっていた発作が再燃してくることがあります。またよりによって大事なクレオパトラとの結婚式の時に発作を起こしてしまうとは、シーザーにとっては一生の不覚だったに違いありません。しかしこのようにほっとした時や、この上もない喜びの時などにもよく発作は起こりやすいものです。

2. フランスを救ったオルレアンの聖女 ジャンヌ・ダルク

（一四一二〜一四三一）

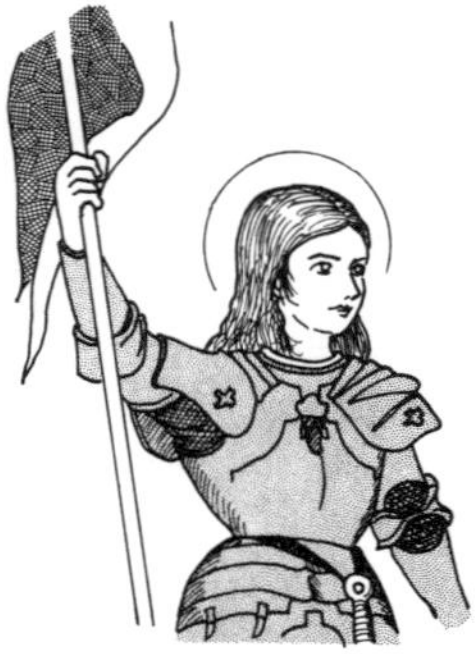

ジャンヌ・ダルクはフランスとイギリスとの百年戦争の時代のヒロインで、通称ピューセル（乙女）、あるいはオルレアンの少女ともいわれています。フランスの東部ロレーヌとシャンパーニュの間にある村の農家出身の少女です。敗戦のフランスを救う使命を神から託されたと信じ、一四二九年に王位継承権を奪われていたシャルル七世を助けてオルレアンを解放し、ランスでの国王戴冠を実現させました。しかし、一四三〇年、コンピエーニュ卿の救出に赴いてイギリス軍に捕えられ、一四三一年にわずか一九歳で異端者として火刑に処されました。一四五六年に復権裁判で名誉を回復し、その後皇帝ナポレオン・ボナパルトが、自らをなぞらえて国民に救国の士という印象を与えるもくろみで、フランスを救った国家的英雄（ヒロイン）としての地位を確立させました。以後祖国愛の象徴とし

て親しまれ、ひろく詩、小説、戯曲などの題材にされています。フランスでは、毎年五月の第二日曜日がジャンヌを記念する国の祭日になっている程です。日本で言えば、性別は違いますがさしずめ源義経といったところでしょうか。

ジャンヌ・ダルクというと、〝男装の麗人〟の典型と考えられているでしょうが、一五世紀の中世欧州の暗黒時代のことですから、もはや伝説的な見方でしかありません。一九世紀に画家のアングルが美しく気高いジャンヌの肖像を描いています。復権裁判の記録によれば、男性のように立派な体格だったようです。男性と肩を並べて何日間も血みどろの戦をしたわけですから、少なくともあまりに女性的で華奢な体格では身が持たなかったはずです。

しかし、このフランスの片田舎の農家のほとんど教育も受けていない娘が、一体どうやってフランスの救世主になり得たのか、いまだに大いなる謎の人物です。以前、国際てんかん学会の学会誌〝エピレプシア〟に、ジャンヌ・ダルクの謎に迫る論文が掲載されました。その論文の内容は、彼女が実はてんかんだったというのです。今まで誰もそんなことを唱えた人はいないので、疑惑を抱きつつで読んでみました。

すると予想に反し、その当時の史実を基にしてかなり正確に彼女のプロフィールを再現させているので驚いてしまいました。その論文を筆者の訳で少し見てみましょう。(Joan of

Arc.E.Foote-Smith & L.Bayne Eplipsia 32:810-815,1991)

ジャンヌ・ダルクは一四一二年頃、フランス、ロレインの近くのドムレミーという村に生まれ、家畜番兼農家の娘として育ち、正規の教育も受けず、非常に生真面目で信心深く、またとても義侠心のある子供だったといいます。青年早期に、〝ある出来事〟が起きますが、彼女自身の言葉によれば、それはその後の人生をきわめて〝高揚させる〟ような出来事だったといいます。

ジャンヌの証言は次のようです。

私が「汝の助けが必要だ」と言う神の声を初めて聞いたのは一三歳の時でした。この声を初めて聞いた時、私は非常に恐ろしく感じました。それはある夏のお昼頃で、家の庭にいた時でした。私はその声を右側の教会の方から聞きました。その声は光と共に聞こえました。その光は声と同じ方から射していました。それは偉大な光でした。三回目にその声を聞いた時、私はそれが天の声なのだと悟りました。その声はいつも私に注意深く語りかけて来たので、私はその内容を良く理解することができました。その声は、私に、「善行を為せ、教会にしばしば訪れよ」と命令しました。その声は私に、「フランスに行く必要がある」と告げました。そしてその声は更に、「汝はフランスに赴かねばならぬ」と、週に二～三回も語りかけて来るようになりました。その声は遂に「フランスに行け」と私に命令しました。私はもはやちゅうちょしてはいられませんでした。その声は私に言いました。「行け、そしてオルレアンの町の包囲攻撃を破れ、さあ行け！」そこで私は答えました。「私は馬にも乗れず、戦も知らぬただの貧しい田舎娘です」と。

ここまでのジャンヌの証言では、一三歳の時に奇跡が起こり神が彼女をフランスの救世主として選んだという超常現象が語られています。しかし、この現象は二〇世紀の現代では、単に説明不可能な現象としてかたずけてしまう訳には行きません。まさにジャンヌの持病である〝てんかん〟の発症と見ることができるのです。このけなげな田舎娘は自分に発症したてんかんなどという病気を知る由もなく、発作現象を神との遭遇と錯覚し、ひたすら愛国

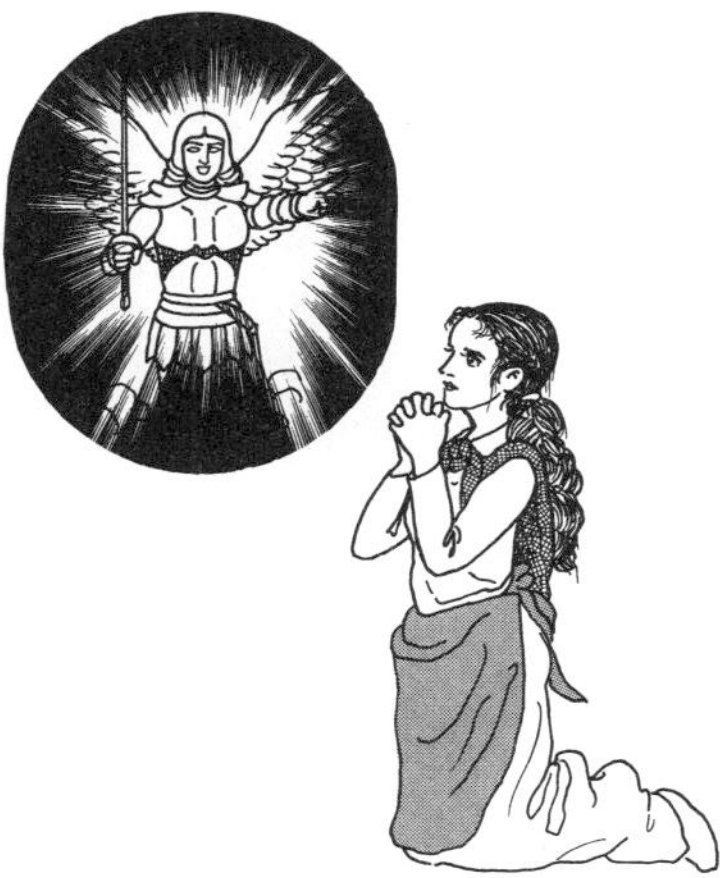

ジャンヌの前に神が現われた・・・

心に駆られ身を賭して祖国フランスを救おうと立ち上がります。もし彼女が自分の病気のことを知ってしまったなら、フランスの救世主は永久に現れず、フランスはイギリスの領土になっていたことでしょう。

一般にてんかんは同一パターンの発作症状が繰り返して起こるという特徴が有ります。彼女に語りかけた天の声は同一パターンで週に二〜三回出現し、しかも勿論何の治療もされてはいませんから、その勢いは徐々に盛り上がり最後には彼女に絶対的な命令を下す程になります。このことから、彼女のてんかんが発症してからきわめてゆっくりとその勢いを高じて行った過程を想定することができるでしょう。天の声はてんかん性幻聴と見ることができ、彼女はまさに幻聴と対話し、てんかんの病勢に身を任せ自らを救世主へと変容させて行ったのです。

この論文の著者は次のように分析しています。

むしろ、裁判での彼女の証言は慎重で、貞淑で、思考の明晰さは驚くべきものです。われわれ(この論文の著者)は、彼女の想像の産物がエピソードとしての性格を持ち、そのエピソード以外の期間には正常な感覚を持っていることから、それがてんかんを強くほのめかすものと信じます。

その上、この公的文書による記録内容には、尋常ではない、二つの特徴があります。それは音楽を聞くと起こるような反射てんかんと、陶酔するような感覚を帯びた前兆（前触れ）です。

〝反射てんかん〟というのは、何か一つの刺激が引き金になって、その反射として起こるような発作が見られるてんかんです。たとえば、一頃世間を騒がせたＴＶゲームてんかん（一四五頁参照）も反射てんかんの一つです。これはモニター画面のチラチラする光の刺激や、ＴＶゲームをするという刺激などが引き金になって発作が起こるものです。そして厳密な意味での反射てんかんは、こういう特定の刺激に対して発作が起こるだけで、刺激がなければ発作は全く起こりません。

この論文の著者は更に分析します。

【音楽原性てんかん】

音楽原性てんかんは反射てんかんの一型で、発作は特別な一定の感覚刺激によって引き起こされます。この記録の翻訳では、ジャンヌが発作現象を誘発するような特別な刺激を持っていたかも知れないということが示唆されています。それは教会の鐘の音です。公判の際に、ジャンヌは裁判官にこう告げています。

「昨日、私は〝その声〟を三回も聞きました、一回目は朝、二回目は昼頃で、そして三回目は夕方教会のアヴェ・マリアが聞こえていた時にです。」

音楽原性てんかんは一般に特別な音楽的刺激によって引き起こされるもので、それはその人個人の感情的な意味を持ち、ジャンヌの場合それが正に教会の鐘の音だったのかも知れません。中世後期の敬虔な雰囲気の中で育った若い娘にとって、教会の鐘の音は教会の成り立ちを不規則ですが繰り返し想い起こさせるもので、それは一日に営まれる七回の礼拝時間を神聖化するもので、また同時に共同体の結束と祝福の時を刻んでいることももちろんでした。彼女の死後二五年に書かれた、ジャンヌの名誉回復をもくろむ同時代の資料があります。それには、彼女の祈りを促すような刺激としての教会の鐘の意味があったことが証言されています。

「しばしば、彼女は野原で教会の鐘の音を聞くと、ひざまづき倒れたものでした。」

音楽原性てんかんの最大規模な研究はクリッチレイという研究者によってなされています。特定の音楽によって反復して発作が誘発される二〇例が報告され、最も多かったのはピアノの音楽でしたが、それはある特定のメロディーでした。患者の中にはただ教会の鐘の音に対して発作が起こる者もいました。その患者の脳波には左前側頭部の焦点がありました。

後にこう報告されていますが、ジャンヌは「毎日夕べのお祈りに教会へ行く習慣がありました。彼女は半時間も鐘を鳴らし続けました。」もし事実その鐘が反射てんかんの刺激になっていたとすれば、ジャンヌは自分自身の快楽的発作を、鐘を鳴らすことによって自己誘発していたのかも知れません。それは、反射てんかんのある患者がしばしば自分でわざと発作を引き起こして反射的な快楽的行為にふけることがあるからです。

ちなみに、音楽原性てんかんというと、筆者は元国立宇多野病院長故河合逸雄先生から以前お聞きしたお話を思い出します。それは〝琵琶湖就航歌〟のメロディーを聞くとてんかん発作が起こる女性の話です。この女性にとって、あのロマンチックな〝琵琶湖就航歌〟は若き日の心に残るある特定の意味を持っていたのだということです。

ジャンヌ・ダルクのてんかん発作の現象について、この論文の著者はかなり精密に分析しています。

【発作症状】

ジャンヌについては、彼女の幻覚の後にけいれん性の活動があったという報告はありません。彼女のことはすぐ近くで観察されていたので、そういうけいれん性の発作が見逃されたとは考えにくいと思います。前兆のみでも脳波上のてんかん発作があることはよく知られていますが、薬でけいれん発作がよく抑えられていても、多くの患者はなお前兆を持ち続けます。てんかん学者ペンフィールドとペローは、特にてんかん性幻覚を持つ患者ではしばしばその幻覚のみで成り立つような不完全な発作が見られることに気付きました。ジャンヌの発作ではいかなる全般化も回りに気付かれなかったか、あるいは〝幻覚〟の中に統合されてしまった反応性の変容という超越状態のみを引き起こしていたのかも知れません。

すなわち、ジャンヌの発作は部分発作で、意識の障害される複雑部分発作と意識の障害されない単純部分発作との、ちょうど中間型の発作であるとみられます。（発作の分類については、本書の第二部で詳しくお話しします。）彼女の発作症状は、ちょうど巫女が神がかって陶酔状態あるいは恍惚状態になっているようなものに近いと思われます。彼女の音楽原性てんかんの発作現象は、たいてい短い意識の曇りのみで成り立っていたと理解して良いでしょう。

何かの原因で引き起こされる視覚ないしは聴覚性の幻覚は、単にてんかん発作だけに止まりません。二〇世紀の救急室では、幻聴や幻視を引き起こす薬は色々よく知られていますが、そういうものが中世フランスに存在したとは考えられません。一四世紀の昔、行動変化を生じる薬としては、かびたライ麦から取れる〝麦角〟が末梢視覚経路の神経の働きを侵すと言われています。

しかし幻視が起こるとは報告されていません。オルレアンの乙女に、その他の麦角中毒の症状があったとは同時代の報告にはありません。同様に、この若い女性について、大脳脚あるいは大脳半球性の虚血性発作（ひどい場合にはいわゆる脳卒中となる）を思わせるような事実もありません。最も古典的な幻覚の原因として、片頭痛の発作では視覚的・感覚的に認知された像の不定形や歪みを生じ、視野は縦横無尽に歪められます（これは〝不思議な国のアリス〟の身体が伸びたり縮んだりすることから、原作者ルイス・キャロル自身のてんかんや片頭痛が疑われていることでも理解できます）。しかしこれも彼女の幻覚についての説明としてはふさわしくありません。ナルコレプシー（突然眠ってしまうような発作を起こす病気で、てんかんではありません）や睡眠障害等の兆候は記載されていませんし、彼女は夢と現実の混乱を来すような子供でもありません。精神医学的な病気、たとえば統合失調症（精神分裂病）などの症状としての幻覚は、絶対的なものではありませんが、幻聴です。しかし彼女の自己防御の明瞭さ、また同時代の人を扱う道理と落ち着きとから、精神病は考え難いと思います。

てんかん発作としての幻覚は数分間続くこともあり、外部の刺激とは無関係で、それは精神病の妄想にも似ていて幼い時の経験などの記憶を伴っています。その人個人の受けた宗教的な養育から生じる世界観の中での安楽、そしてそれは恍惚とした意識の変容に繋がり、信仰心に関連して神のお告げを確信するまでに拡大して行きます。

実際、てんかん発作と直接関連のないような幻覚症状でも、日本では仏教、欧米ではキリスト教にまつわるものが対照的に目立ちます。筆者のカナダでの経験では、ビガバトリンという新しい抗てんかん薬の副作用と思われる幻覚妄想状態を来した男性が、自宅の庭で神と遭遇したと、しきりに訴えていたのが印象に残っています。そのようなエピソードを目の当たりにすると、この論文の著者がマホメットやセント・ポールの逸話をてんかん性の幻覚と解釈していることに何の抵抗も感じられなくなります。

宗教家セント・ポールは、信仰の純粋さに身を捧げるパリサイ派の信仰厚いユダヤ人として育てられました。そしてそういう精神的な基盤を持っていたことから、自分に起こったてんかん性の（そして陶酔性の）の視覚性前兆を神聖な委託として受け取り、お告げの内容として翻訳していたと思われます。

ジャンヌと同様に、宗教家セント・ポールが伝えている陶酔性の経験は、視覚と聴覚の両方です。二人とも明るい光が初めに見え、その後声がしています。ジャンヌによれば、既に肉体を離脱している「声」はすぐに聖者の幻に変わり、それは彼女の軍隊生活の間中、毎日のように彼女を指導し続けました。

そのような幻覚が、今日的な分析ではそれ程まれではないことを裏付けるデータもあります。筆者の経験でも、側頭葉てんかんと思われるてんかん性幻視のあるカナダ人女性が、幻視としていつも見えてくる羊の遊ぶ牧歌的な西洋の風景を一生懸命に描いてくれたことがあります。

以下は、ジャンヌの行動を今日的な考え方で分析したものです。

ジャンヌが彼女の前に現われた〝声と幻〟に対して示した最初の反応は、道理に叶っていますが、まさしく恐怖でした。次に彼女は陶酔状態にまで至る歓喜を感じ、次いでその幻が消えて彼女を置き去りにした時大いに悲嘆し涙を流しました。彼女が〝天からの訪問と指導〟に慣れてしまった時、もはや涙を流すことはなく、天国に自分の魂の居場所を確保できたことを悟った幸福感のみを感じました。天からの聖者は彼女にこう約束しました。

「汝、ついには楽園の王の下に至らん。」

彼女は裁判官にこう伝えています。

「彼らは、私にこのことを一重に、絶対的に、そしてあやまたずに（この部分の意訳は、とにかく彼女が神の声を信じて止まなかったということです）告げたのです。」と。

この、〝魂の安住の地を約束されたこと〟が、以後の彼女の行動の全ての根元になっていることが容易にうかがえます。ジャンヌはてんかん発作を繰り返すことによって、神から絶対のパワーを授かったと信じるに至ったのです。

尊大感と高揚した気分とが、フランスを救うという特殊任務の間中ジャンヌの典型的な気分でした。天からの聖者は七日間続けて彼女を訪れました。自分に課された特殊任務を受け入れそれに取り掛かろうと決心した時、彼女は慢性の高揚した気分の真っただ中にあったと思われます。彼女はもはや何物にもひるむことはありませんでした、死の予感さえものともしませんでした。オルレアンで戦いの真っ只中、彼女ははしごの上に立っていて石で頭を打たれ地面に落下しました。彼女は助けも借りずすぐに立ち上がって叫びました。

「友よ！友よ！進め！進め！我らの神はイギリス軍に破滅を宣告した！彼らはもう我々の手の内だ！歓喜せよ」と。

彼女は矢で傷付き、その矢は「首と肩の間を半フィートも貫いていました。」ある指揮官はこう報告しています。

「彼女はそれにもかかわらず戦い、自分の傷を癒そうともしませんでした。」彼女の霊的熱狂ぶりは非常に強烈で、イギリス兵を圧倒し、彼女が超自然的な力を持つものと信じさせました。

「私は、我フランス王が自らの王国を持つべし、という大いなる意志と望みを持っていました。」
彼女はそう証言しています。

ジャンヌの性的魅力についての真実がいろいろ語られています。この論文の著者は、ジャンヌの敬虔で生真面目な処女というイメージは、彼女の性欲が異常に低く、それは彼女が側頭葉てんかん（一一九頁参照）だったせいであると推論しています。しかしこの一方的な見解に関しては、筆者自身のジャンヌに対する思い入れも多々あるせいでしょうか、いささか疑問が残ります。

ここに非常に想像力をかき立てる、当時の男性の目から見たジャンヌ像が、記録として残されています。

彼らの内の一人レイモンド・シュール・ドマシーという名の騎士が、こう証言しています。
「彼女は私が親密になることを拒み、全力で拒絶しました。彼女は実に態度が貞淑で、言葉と行いの両方でそうでした。」
オルレアンへの進軍の道すがら、野営のテントの中でジャンヌのすぐそばで寝ていた騎士たちは、自分たちが彼女に対して性的な魅力を全く感じなかったと調書の中で宣誓しています。

「道すがら、ベルトランドと私は毎夜彼女のかたわらで寝ました。ジャンヌは私の横に寝ていて、寝るのには十分過ぎる程に着込んでいました。彼女は私に次のような関心を抱かせました。それは、一体全体私は敢えて彼女に言い寄るなんてことをするものか、ということです。また誓って言いますが、決して私は彼女に対して肉体的な欲望などは感じませんでした。」

騎士や郷士の態度は、彼女自身が吹き込んだ彼女に対する畏敬の念と、彼女の性欲低下との両者によって条件付けられたものでしょう。性欲低下はてんかんの患者には稀ならずみられます。フランスの研究者ガストーとコラムは精神運動発作（あるいは複雑部分発作）（一三〇頁参照）を持つ数百人の患者で大半がそうだと報告しています。

この性欲の変化は単なる性的不能や不感症のみでなく、それに加えて生活の中の全ての通常な肉欲的な局面に極端に無関心なことです。それゆえ、肉体的な性行為はもちろんのこと、性的興味や戯れ、性的な幻想や夢想が少なかったり欠落していたりします。そういうことは、脳波上で側頭葉に棘波があり明白な発作のない患者でも相当頻繁に見られるといわれます。

裏切られ捕らえられた後のエピソードも神格化され得るものがあります。

三週間の投獄の後、彼女は幽閉された塔から飛び降り、少なくとも六〇フィート（一八メートトル）は落ちました。初め彼女は死んだと思われましたが、それは奇蹟としか言えないのですが、ただ気絶しただけで骨も折りませんでした。このことについて、ジャンヌは裁判官にこう告げています。

塔から飛び降りた件について、私はそれを天からの聖者たちの命令に反して行いました。私は自分自身を抑制できませんでした。天の声の主たちが私の欲求を認めてくれたのです。私は自分自身をどうやって抑制したら良いか分からなかったし、またそのように出来ませんでした。しかし結局彼ら（天の声の主たち）は私の命を救い、私が自殺をしないように守ってくれたのです。

最後に彼女は（おそらく陰謀により）宗派分離論者として罪を着せられ、異端者として転落させられ破門され、そして火刑に処されました。

【考えられる病因】

ジャンヌ・ダルクのてんかん発作の原因についての鑑別的な病理学的分析では、特発性、側頭葉硬化症、腫瘍性病変、外傷、感染症後の興奮性焦点などが考えられますが、とうてい我々の手の届くものではありません。にもかかわらず、ある興味深い暗示があります。それはジャンヌの死刑執行人たちが報告していることです。彼女の心臓や内臓の一部は彼女の死刑執行時の火では燃えず、驚くべき事実と受け取られ、それは彼女が超自然的な委託を受けていた証拠だとされていました。最近、挑発的な仮説が唱えられています。それは、彼女が牛の結核が蔓延していた時代の牛飼いの娘で、カルシウム沈着性の結核性心膜炎と腸間膜リンパ節炎があり、それが彼女の臓器を焼却から守ったのだろうというものです。研究者ラトナスリヤの推論はこうです。それは、子供や若人に見られる、むしろありふれた結核の症状を、彼女もまた呈していたのかも知れない、というものです。それは頭蓋内結核結節です。ラトナスリヤは、これがジャンヌ・ダルクの「精神病」の源だと主張しています。音楽原性の要素と複雑な視覚性と聴覚性の幻覚はともに側頭葉焦点（一一九頁参照）の存在を疑わせるものです。我々（この論文の著者ら）は、拡大性が緩徐であるか、あるいは大きさの固定した左側頭葉結核結節が、てんかん原性として適合する病変となり得ることを提案したいと思います。ドストエフスキーが幼い時に〝るいれき〟（結核腺病）を患い、そして最後は吐血（肺結核の悪化）して亡くなったという事実もまた興味深いことです。

この論文の著者は、ジャンヌ・ダルクもドストエフスキーも共に側頭葉てんかんだったと結論付けています。

謎の人物ジャンヌ・ダルクの真実に迫る興味津々の内容でしたね。彼女はてんかんだったがゆえに歴史を変えることができ、また歴史に名を残したという内容です。また、もしかしたら、以後に出現したかも知れないてんかんの大発作が、一九歳で命を絶たれたことによって人前に曝されずに済んだということも十分に考えられます。そのような病気があったことを回りの誰一人として気付く者なく、汚れなき乙女のままで華の生涯を閉じたということになるでしょう。事実は後世に造り上げられた偶像とはかなり異なっているようですが、それでもなお騎士の鎧に身を固めた美少女というイメージには何か怪しい魅力があり、なかなかそう簡単に捨てきれるものではありません。それにしても、一八メートルの高さの塔といえば今のビルの四~五階以上から飛び降りたことになりますが、それでも無傷だったというのはまさに奇蹟としか言いようがありません。やはり神に選ばれた乙女だったのでしょうか。西暦二〇〇〇年に際し、キリスト教の聖人の一人としてイメージ・アップのため、何本か映画化されています。

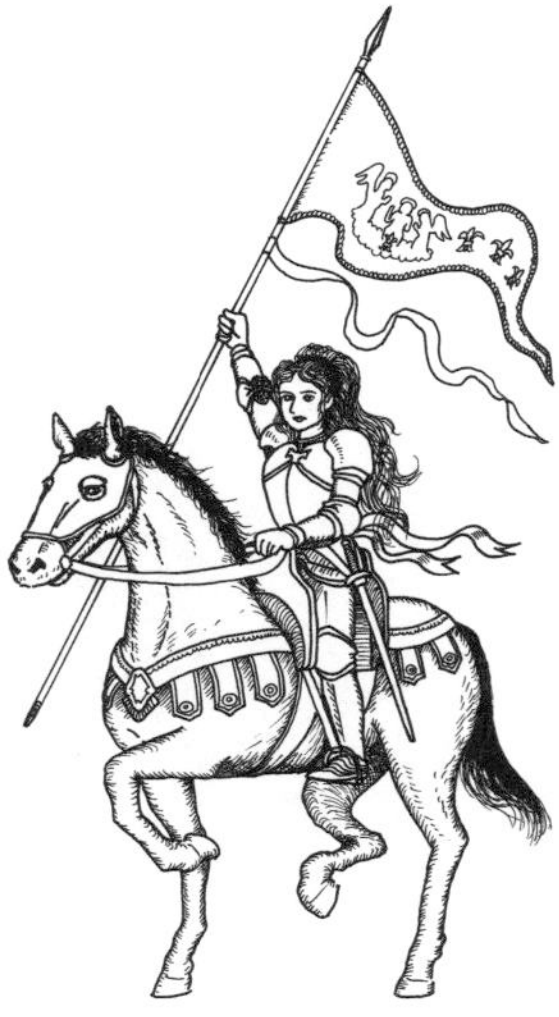

3. ロシアの文豪ドストエフスキー
（一八二一〜一八八一）

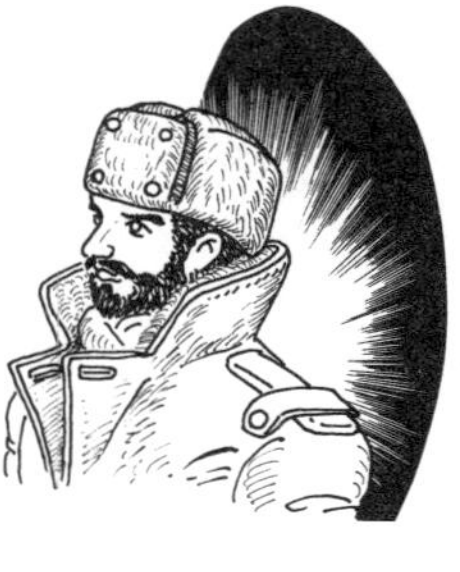

有名なロシアの文豪ドストエフスキーは、周りの人の証言や何よりも彼の書いた小説の中で、てんかんの症状が如実に語られているので、彼がてんかんだったことを疑う人はいません。しかし、てんかんの中の細分類については、以前からの側頭葉てんかん（一一九頁参照）説と新たな特発性全般てんかん（一〇八、一一一頁参照）説とがあり、以前は論争の渦中にありました。

以下はアンリ・ガストー教授の論文を基にしたドストエフスキーのてんかんの記録です（Henri Gastaut 著　和田豊治訳　ドストエフスキーのてんかん再考―原発てんかん説―　大日本製薬株式会社　一九八一年五月―文献1）。ガストー教授は最初、ドストエフスキーのてんかんを特発性全般てんかんであるとして、この論文を書きました。しかし、その後しばらくして、ドストエフスキーのてんかん型は側頭葉てんかんであると訂正しております。２改訂にあたり、この側頭葉てんかんであるという前提に沿った説明文に作り替えさせて頂きました。

【病歴】

フィオドール・ミハイロヴィッチ・ドストエフスキーは、健康な両親のもとに一八二一年十月三〇日に生まれました。父親はモスクワの貧民病院の医師でした。

彼には二人の兄弟と三人の姉妹があり、内一人は幼い時に亡くなっています。また彼には四人の子供（息子二人と娘二人）がありましたが、内一人は三歳の時にてんかん発作の重積状態で死亡しています。これが家族歴で唯一の重要な病的所見で、しかもきわめて重大なことです。（これは、ドストエフスキーに、遺伝性のてんかんがあったという証拠を示しているのかも知れません。）

ということは、ドストエフスキーの家系には恐らく側頭葉てんかんの遺伝素因があったということになるでしょう。しかし、当時は抗てんかん薬などはほとんど無かったでしょうから、てんかん発作の重積状態（発作が連続して起こり、止まらなくなること）が起こり、もしそれがけいれん性のものであれば、死亡することも十分にあり得ます。

彼はむしろ穏健なキリスト教社会主義者でした。それにもかかわらず一八四九年四月二三日に逮捕され、ペトロパヴロフスクの要塞に九カ月間監禁された後、市民権を剥奪され（彼は士官でありドストエーヴォの地主でした）、そして財産没収と死刑までも宣告されました。しかし、幸い死刑までは執行されませんでした。

彼の父親は変死を遂げ、何者かに暗殺されたということになっていますが、実際ドストエフスキー自身が父親殺害の汚名を着せられていたこともありました。この辺は一体何が真実なのかよく分からない所がありますが、とにかく彼が何らかの陰謀に巻き込まれていたことは事実のようです。このように非常に暗い影の部分を持った彼の人生から、何故にあれ程のエネルギッシュな小説が生み出され得たのか、ただ驚嘆せざるを得ません。彼がもし死刑を執行されていたなら、これらの素晴らしいロシアの小説は永久に現れなかったことでしょう。

この陰険で虚偽に満ちた刑の執行として、彼はシベリアに追放され、オムスクで重懲役に服して四年、セミパラチンスクで一兵卒として五年、計九年間も留まりました。ドストエフスキーが、記録されている最初のてんかん発作を起こしたのはこのオムスク滞在中の二九歳の時でした。しかしこの発作の前に数年間にわたり、それとは異なる他の症状が先発していたことはほぼ確かなようです。

そしてそのてんかん発作は、この作家が一八八一年一月二八日に喀血のために死亡するまでその後ずっと繰り返して起こっていました。（文献1）

ドストエフスキーのてんかんの初発は、大発作のみに注目する限り、むしろかなり遅い時期と思われます。しかし、おそらく大発作の出現する数年前から、いわゆる小発作（複雑部分発作）が見られたようです。このことに関する記載はありませんが考えられるものは、数秒間意識が抜け落ちるような発作です。側頭葉てんかんでは、このような小発作が数年間続いた後、何かのストレスをきっかけにして大発作が起こって来るという経過がよく見られます。彼は未治療のてんかんの勢いを六〇歳で亡くなるまで保っていたようです。

以下に、彼のてんかん発作の実録が記されています。

ドストエフスキーのてんかん発作の症状は大発作のそれに相当します。すなわち初期叫声、意識消失、受傷を伴う転倒、全身性の強直性続いて間代性のけいれん、尿失禁、口唇に泡をみせるいびき、昏睡、そして発作後錯乱がもたらされるのです。

ところで、これらの症状のすべては次の人々によって記述されています。最初はエルマコフ陸軍少佐によって一八五七年十二月の職務報告に「ドストエフスキー少尉は突然の叫声、意識消失、顔と四肢のけいれん、口唇の泡、呼吸ラ音を伴うてんかん発作をおこした」とあります。次に二度目の妻アンナ・グリゴーリエヴナが一八六七年四旬節の間に起こった発作について「突然恐ろしい叫び声に襲れ・・・夫の体は前に傾いた・・・けいれんは少しずつ徐々におさまった・・・」と記しています。三番目に友人ストラーコフは一八六三年に起こった発作について、「突然に彼の口が開き、奇妙な、長い、ばかげた声を発し、部屋の中央に意識を失って倒れた・・・けいれんに襲われて体が硬直し、泡が唇に現われた・・・。」と述べています。発作の頻度はドストエフスキーのノートにありますし、またストラーコフの「手記」にも「彼の発作はおよそ月に一回起こった。しかし時に週に二回にもなったり、また四カ月も発作なしのこともあった」とあります。

一日のうちで発作がいつ起こるかに関しては、ドストエフスキーは一八六九年九月一四日のノートに「ほとんどすべての発作は眠りの初めの部分、通常午前四時頃に床の中で起る」と書いています。私（この論文の著者）はこの点をより正確に追求するために、そしてこのことは後できわめて重要となると思われるのですが、五年間に生じたと述べられている合計二六回の発作の時間分布を調べてみました。完全に二五回が夜に起っていて、この内二回だけが夜間の覚醒時に結びついているだけで、残りの二三回は就床後三〇分から四時間の睡眠中に始まっていました。ドストエフスキーは夜遅くしばしば朝の四時や五時まで仕事をする習慣があったので、これらの発作はたいてい遅い時間帯のものでした。(文献1)

たいていのてんかん発作は、睡眠・覚醒のリズムに何らかの関連性を持ち、ちょうど睡眠と覚醒とが入れ替わるような中間的な覚醒状態によく起こり易くなります。覚醒度が高かったり、睡眠が深かったりするような時間帯にはほとんど発作は起こりません。

次に、彼のいわゆるエクスタシーの前兆がどのような特色を持っていたのか、周りの人の証言と彼自身の作品中での表現に注目してみましょう。

【有名なエクスタシーの前兆】

ドストエフスキーが経験したと思われる前兆の記載について、彼の友人ストラーコフと、ドストエフスキーの知己の一人で偉大な数学者のソフィヤ・コヴァレフスカヤが述べています。

ストラーコフはドストエフスキーの死後二年目に、その「手記」に次のように書いています。「フョードル・ミハイロヴィチは、何度か私に発作の前に起こる高揚の時期について話しました。彼はこう言っています。『私は正常状態ではとても考えられないし、また経験したことのない人には想像もできない満足感をほんの一瞬感じるのです。そのような時、私は私自身、更には全宇宙と完全に調和しているのです。知覚は非常にはっきりとしてとても快いので、誰でも生涯の一〇年間を、いや多分生涯の全てを、この数秒間の至福を手に入れるために捧げることでしょう。』と。」

ストラーコフの手記の数年後に、ドストエフスキー自身が失恋した、若い女性の妹であるソフィヤ・コヴァレフスカヤは、その「手記」の中で自分と姉、そしてドストエフスキーとが交した会話を詳しく記述しています。そしてその会話の中で発作について話しているのですが、ドストエフスキーは次のように語ったといいます。

「空が地面に降りてきて、私を呑み込んでしまったような感じがした。私はまさに神の存在を感じ、神は私の体の中に居た。私は自分自身に向かって大声で叫んでいた。『そうだ、神は居る。』その後のことは何も覚えていない。健康なあなた方は、そのような幸福がどのようなものであるか想像することさえできない。その幸福を、われわれてんかん患者が発作の一秒前に感じるのです。マホメッドはコーランの中で天国を見たという。そして理性的でお馬鹿さんの皆さんは、マホメッドが嘘つきの大ぼら吹きに過ぎないと確信している。しかし違う。彼は嘘を言っているのではない！。実際、彼はてんかん発作の間は天国にいたのだ。マホメッドも私も同じようにてんかん発作に苦しんだ。この至福が何秒、何時間、そして何カ月間続くのか、私には何とも言えない。しかし、私は本当に、この至福を世の中の歓喜の全てと交換するわけにはいかない。」

また同じようにドストエフスキーはその小説「白痴」で、彼自身が体験したものと同じ前兆について、てんかん患者の主人公ムイシキン公爵に言わせています。それはドストエフスキーの二

人の伝記作者が記述していることと同じ内容です。(文献1)

以上はアンリ・ガストー教授の論文を基にしたドストエフスキーのてんかんの記録ですが、その論文の著者、アンリ・ガストー教授は、現代てんかん学の開祖とも言われる人で、既に亡くなられましたがてんかん学者の中では最も尊敬すべき先生の一人です。

では実際のドストエフスキーの作品の中で、どのようなてんかんの描写がなされているのでしょう。彼の小説を少し拾い読みしてみましょう。

【問題のエクスタシー前兆】

・・・彼(ムイシキン公爵)は、自分が今日とりわけ病的な気分になっていることに気が付いていたからである。それは、彼の以前の病気の発作の始まりに、彼がよく陥った、あの気分とほとんど同じものだった。こうした発作の始まる前には、自分が恐ろしく放心状態になり、またしばしば特に気を配って注意を集中して見ないと、物や人の顔を混同してしまうことさえあるのを彼は知っていた。

・・・云ってみれば彼は、自分の〝てんかん〟の症状の内には、発作が起こるほとんど直前に、ある一つの段階があることを考えたのである（ただ発作が、目が覚めている時に起こる場合に限るのであるが）。その段階に入ると、憂愁と、精神的暗黒と、胸苦しさのまっただ中に突然、彼の脳髄が一瞬ぱっと炎を上げるように燃え上がり、あらゆる彼の生活力が想像もつかぬ程の激しさで一時にさっと緊張する。生きているのだという感じ、自意識が稲妻程しか続かないこの一瞬間に、ほとんど十倍に増大する、えい智と感情とはこの世のものとも思われぬ光明にさっと照らし出される。あらゆる胸のざわめき、あらゆる疑惑、あらゆる不安はまるで一時に鎮まったようになり、水のように澄んだハーモニーに充ちた喜びと希望に溢れる。理性と神性に充ちた、何か知れない崇高な平静な境地へと解き放たれる。だがこの数瞬は、このひらめきは、それとともに発作そのものが始まる、あの決定酌な一瞬の（一瞬〝秒〟以上であることは決してない）ただ単なる前触れに過ぎないのである。・・・「これが病気だとしても、それがいったい何だというのだ？」と彼は結局決めてしまった。「もしその結果そのものが、既に健康な状態に返ってからまざまざと思い出され、吟味される、その感覚の一瞬が高度のハーモニーであり、美であることがわかり、いままで耳にしたこともない想像もつかなかったような充実したリズム、融和、及び最高の生の綜合との高められた祈りに似た融合の感覚を与えてくれるならば、この精神の緊張がたとえ異常なものであったとしても、それが一体どうしたと言うのだ？」―この茫漠とした表現は、まだ余りにも弱過ぎるものではあったけれども、彼自身にはよく納得の行くもののように思われた。・・・これは、病的な症状が終わってから、彼にはっきりと判断し得たことであった。この幾瞬かは自覚の、―この状態を要約して云わなければならないとしたら―自覚と、それと同時に最高の段階における直接的自意識の異常な努力の一つであったのである。もしもこの瞬間に、つまり発作の起こる前の最後の意識的な瞬間に、「そうだ、この一瞬のためなら全生涯を捧げてもいい！」と内心はっきりと意識的に云う暇があり得たとするならば、言うまでもなくその瞬間はそれ自身全生涯に値したものなのである。「この瞬間」とあるとき彼は・・・ロゴージンに言ったことがあった。「この瞬間、あの〝時を超越する〟という奇警な言葉の意味が、何だか僕には分かって来るような気がするんだよ。これこそきっと・・・その一瞬の間にてんかん持ちのマホメッドがアラーの住いを隈なく見きわめてしまったという、ひっくり返った水壷から水のこぼれ出る間もないあの一瞬に違いないのだよ。」

・・・彼はどうやら一声叫んだらしいことを覚えているばかりだった。・・・それから突然何か得体の知れぬものが彼の目の前にぱっと開けて来たようだった。この世のものとも思われぬ心中の光がさっと彼の魂を照らし出した。こうした瞬間が続いたのはおそらく半秒位のことだったろう。だが彼ははっきりと意識的にその初めを、おのずからその胸からほとばしり出た、そしてまたいかなる力をもってしてもそれを抑えることのできぬような、そのすさまじい悲鳴の最初の響きを覚えていた。続いてその意識が一瞬にして消え、そして文目も分かぬ闇が襲って来た。もうずいぶん長いこと訪れなかった〝てんかん〟の発作が起こったのである。（ドストエフスキー

「白痴」小沼文彦訳・筑摩書房　一九七〇より）

この「マホメッドがアラーの住いを隈なく見きわめてしまった一瞬、あるいは、ひっくり返った水壷から水のこぼれ出る間もない一瞬」というような時間感覚の比喩は、単にごく短い一瞬という意味よりも、ドストエフスキーが自分と同じてんかんの持病があったと信じていたマホメッドに傾倒し、その宗教哲学の知識や思考法の中から抽出した宗教的な特別な意味を持つものと思われます。あるいは今風に考えるならば、一瞬が永遠に繋がるような四次元空間の存在を認知、体験してしまったということになるのでしょうか。

別の著書すなわち「白痴」の五年後に出仮された「悪霊」の中で、ドストエフスキーはてんかん患者ではない主人公キリーロフに向かって、ムイシキン公爵の前兆と同一のエクスタシーの発作の一くだりを述べています。「外界のハーモニーの存在を突然感じる五～六秒程の瞬間が間々ある・・・それは、はっきりとした、争う余地のない、絶対的な感情です・・・あなたはたちまち創造全体を感受します・・・それは非常に大きな歓喜であり、五秒以上続くとしても魂は耐えられずに萎えていくでしょう。」

しかし、この現象が明らかにてんかん性であるという所信を強調するために、ドストエフスキーは、キリーロフにシャートフの問を受けさせています。「てんかんではないのですか？」とシャートフ。キリーロフは答える「いいえ。」するとシャートフが言い返します。「君はてんかんになるんじゃないか。キリーロフ君、気を付け給え。聞いたことだが、それは全くてんかんの始まりと同じなんだ。ある患者が発作の前に起こる感覚を詳しく私に話してくれたが、それは本当に君の状態と瓜二つだ。彼もやはり五秒間といい、それ以上長いともう耐えられないと言っていた。」

以上、ドストエフスキーのてんかんと、その有名なエクスタシー前兆とについて考えてみました。（文献1）

ドストエフスキーのてんかん発作の前兆を表現したものとして、この他にも少し軽いタイプの前兆を描出したものと思われる一節があります。以下にその一節と、それに対する一つの考え方を挙げてみました。（荻野恒一、河合逸雄・現代精神医学大系　第一一巻Aてんかん1　中山書店　一九七七年）

「彼の頭上には、静かに輝く無数の星を散りばめた大空の円天井が、果てしなく広々と拡がっていた。まだそれほどはっきりと目立たない銀河が、天頂から地平線にかけて二本の橋をかけていた。さわやかな、何一つ動く物もない静かな夜が、大地をおおい隠していた。教会堂の白い塔や金色のドームが琥珀色の空に輝いている。秋の豪華な草花は建物のまわりの花壇の中で、朝までの眠りを貪っている。地上の静寂は天上のそれと一つに溶け合い、地上の神秘は星の世界の神秘と触れ合っているように思われた・・・、アリョーシャはじっと立ったまま、それらのものを眺めていたが、不意に足でも払われたように、がばと大地にひれ伏した。・・・彼は泣きながら、涙にむせびながら大地に接吻し、大地を涙でうるおした。そして自分は大地を愛する、永遠に大地を愛すると夢中になって誓うのであった。・・・」（「カラマーゾフの兄弟」小沼文彦訳　ドストエフスキー全集10　筑摩書房　東京　一九六三）

これはあまりにも有名な「カラマーゾフの兄

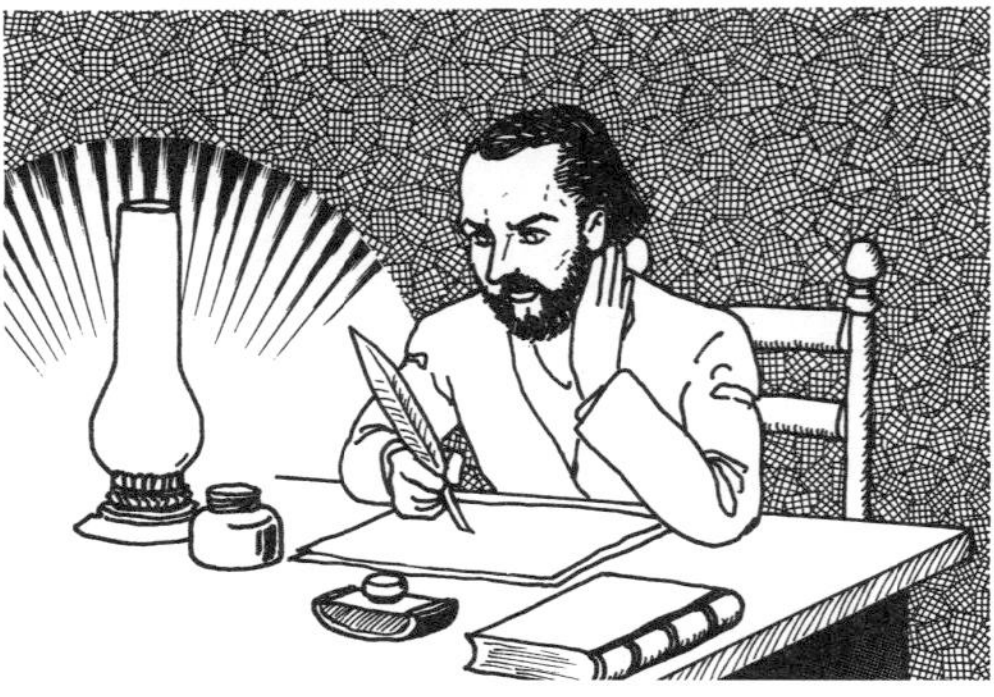

弟」の中の第七篇のアリョーシャの体験の一節です。その師ゾシマ長老が亡くなった夜、アリョーシャは長老のお通夜の時、ふと外に出て、このエクスタシーに入るのです。それは、聖母に祝福された母なるロシアの大地との合体の歓喜であり、聖母に抱かれたイエスの喜びにも通じるものです。まこと聖なるロシアの地の静寂は「天上の静寂と合し、地上の神秘は、星の世界の神秘と触れ合う」のです。私たちは、この一節ほどロシア的な体験を、他のどのロシア文学にも見い出すことはできないでしょう。

しかし同時に、このアリョーシャのエクスタシーの記述は、ドストエフスキー自身のアウラ(てんかん発作の前兆)の体験に基づいていることは疑いありません。すなわちドストエフスキーは、アウラの体験を通して初めて、ロシア的なるものの根源を体験することができたとさえいえます。ではドストエフスキーは、アウラの体験に没頭し、この体験に浸り切ってロシア的なるものを内感していたのでしょうか。実は決してそうではないのです。そしてここにドストエフスキーの病気についての重要な問題が内蔵されているわけなのです・・・。

ドストエフスキーの体験したてんかん発作が、彼の文学的表現を通して伝わって来たでしょうか。日本語訳ですが、彼独自の発作の表現は、並々ならぬものがあります。彼の文学的才能を助けたのはまさに、〝てんかん〟だったのではないでしょうか。

ドストエフスキーの体験した、てんかん発作の起こる前の最後の意識的な瞬間について少し考えてみましょう。もし、彼自身が実際に、「そうだ、この一瞬のためなら全生涯を捧げてもいい！」とはっきりと意識的に思うような瞬間があり得たとするならば、それはおそらくただドストエフスキーという天才のみが体験し、表現し得た側頭葉てんかんの大発作の前兆だったのかも知れません。ある学者は、これを「臨死体験」のようなものと表現しています。てんかんの大発作は、それ自体が永遠につながるというわけではありませんが、たとえ一回ずつでも、それはその時々の脳の全エネルギーを一挙に消耗するような、完全燃焼とも言える大爆発に他なりません。そこではもはや時間というものの絶対的な概念は超越されています。そしてドストエフスキーの言葉を借りて言えば、「この瞬間」に、ある種の絶頂感として体験できるものは、「言うまでもなく、その瞬間はそれ自身、全生涯に値したもの」なのかも知れません。

後述しますが、南方熊楠という日本の学者もドストエフスキーと同様の側頭葉てんかんを患っていました。彼らに共通した性格の現れとして、膨大な長さの文章を溢れんばかりに書き綴るという「書漏」というものがあることが分かります。

4．フランスの文学作家フローベル

（一八二一〜一八八〇）

グスターフ・フローベルはフランスの作家で、外科医の子としてルーアンに生まれました。ロマン派文学に心酔する夢想的な少年時代を送ったといわれています。パリで法律を勉強しているうちに、一八四四年てんかんの発作を起こし、以後故郷に近いクロアッセという所に隠遁してしまいます。一八四九〜一八五一年に近東に旅行をしますが、その後四年半の年月をかけて努力し、一八五六年「ボバリー夫人」を完成させました。彼はこの作品によって一躍評判を得て、更に一八六二年次作の「サランボー」で、作家としての地位を確実なものにしました。その後の作品は、一八六九年に自伝的小説「感情教育」を、他に「聖アントアーヌの誘惑」、短編集「三つの物語」、そして未完の遺作「ブバールとペキュシェ」などがあります。彼の「書簡集」は人間記録としても大変重要なものといわれます。彼は、移ろいやすい生を客観的・永続的な作品として定着させるために、資料により科学的に表わすことを目指しました。そして形式を重視して、〝マッチ一本作るために森全体を切り倒す〟と言われる程の厳密な表現を求めました。自然主義の代表的作家の一人です。

フローベルのてんかん発作について、我が国初の国立てんかんセンター初代院長故和田豊治先生の見解を、一部つじつまが合うよう修正した上で、以下に紹介いたします。(ドストエフスキーのてんかん再考—原発てんかん説— 大日本製薬株式会社 一九八一年五月)

一九〇八年ある神経科医がフローベルについて述べています。フローベルには、小児期から大発作型の卒倒で始まる発作があり、四三〜五〇歳時に一時消退したかにみえましたが、以後死亡するまで続いたようです。時には二週間に五回も発作があり、数日間も〝消耗しきった〟ことがあったといいます。しかし彼は最後まで著作を辞めませんでしたし、知的な衰えはなかったようです。写実—自然主義を〝科学的方法〟で押し通した態度の底に、実証—客観への傾倒が感じられます。

このような点でも、ドストエフスキーと同じように側頭葉てんかんの典型だったと思われますが、未だ決定的なものはありません。ただ、フローベルの伝記を書いた人が、彼の発作に前兆があったと言い、またフローベル自身も「発作を覚えている」と述べているところもあります。

また別の記録では次のようなことが書かれてあります。（荻野恒一、河合逸雄・現代精神医学大系　第一一巻A　てんかんI　中山書店　一九七七年）

フローベルは青年時代に、自ら手綱を取って馬車に乗っている時に大発作を起こして馬車から転げ落ち、その後は度々の発作に悩まされ最後の死因もてんかん発作がもとだったと言われています。当時はてんかんの薬もほとんどなく、発作の重積だったのかも知れません。彼のいつもの発作の様子は次のようだったといいます。彼はまず突然上を向き、蒼白となり、目つきは苦悶の色を表わし、絶望的に両肩を挙げて、「左の目が燃えるようだ」と言い、次いで「右目も火のようだ。なにもかも金色に見える」と言い、数分が過ぎます。顔色はますます蒼くなり、絶望的となり、家にいる時には急にベッドに走り、生きながら棺に入るような暗い面持ちで横臥します。次いで特有の調子の叫び声を上げると同時にけいれんが始まり、これが終わると睡眠に入り、後は数時間ばかり疲労状態が続きます。また彼が初めて発作を体験した時の深刻な人生体験についての記述もよく知られています。さらに、フローベルには主我的傾向、爆発性（怒るとテーブルを拳で叩き、怒号し、雷のような声で叫ぶなどですが、しかしこれらがてんかん特有の性格とは言えません）、さらには粘着性、怨恨などの傾向があったこともよく知られています。とりわけフローベルが文章を作成する時のひどい凝り方は有名で、たとえば一つの作品の結びの一句の最後の一言を表現する一語を見い出すのに三晩も苦しみ、最後に決定的に適切な言葉を見い出した時には大いに歓喜したと言われます。

この他にも、フローベルは後頭葉てんかんだったのではないかという見方をする人がいます。先に挙げた目の症状とおそらく同じものを表現していると思われますが、彼には発作性に目の前がチカチカしたり、ランプなどが見えて来たりするような視覚性の前兆があったということです。彼の小説に〝自分の姿が鏡に映らない〟という背筋がゾクッとするような短編がありますが、この表現には自身の発作の体験が生かされているのかも知れません。もし、彼が後頭葉てんかんで終始していたとすれば、知的な衰えがほとんど無かったということも説明が付くかも知れません。そして、もしかしたら、フローベルもドストエフスキーと同じように、自分の病気の体験を創作活動の中に取り入れ活用したのかも知れません。

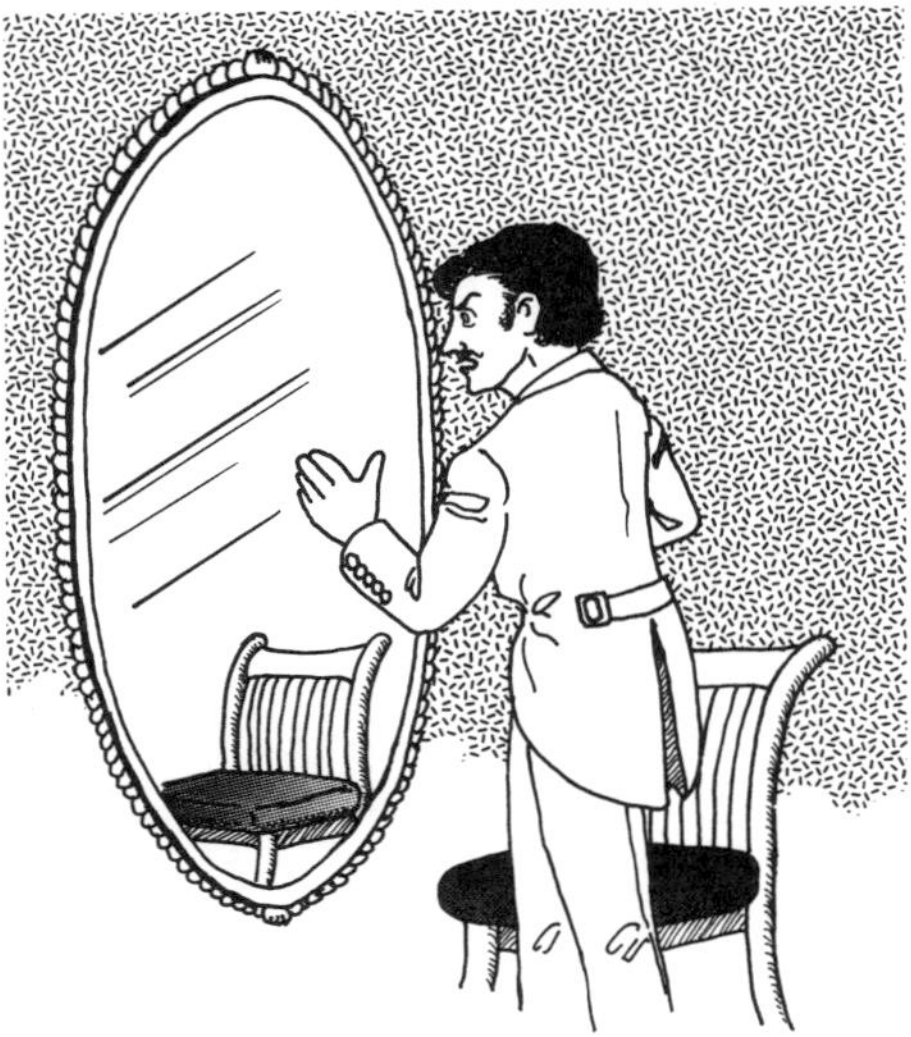

自分の姿が鏡に写らない・・・

5. オランダの天才画家ゴッホ

（一八五三〜一八九〇）

炎の天才画家ヴィンセント・ヴァン・ゴッホはベルギー国境に近いオランダの小村の牧師の家に生まれました。中学校卒業後、美術商グーピルのもとで働いたり、牧師の職に就こうとしたりしましたが、成功しませんでした。一八八〇年にブリュッセルの美術学校に入学しました。「馬鈴薯を食べる人々」を頂点とする重苦しい形態と暗い色彩の修行時代をオランダで過ごしました。一八八六年、パリに出てからは印象派や浮世絵の影響を受け、明るい色彩に変わっています。その後同じ画家であるゴーギャンとの交友、別離を経て、一八九〇年にオーベル・シュル・オアーズで不運にもピストル自殺を遂げて

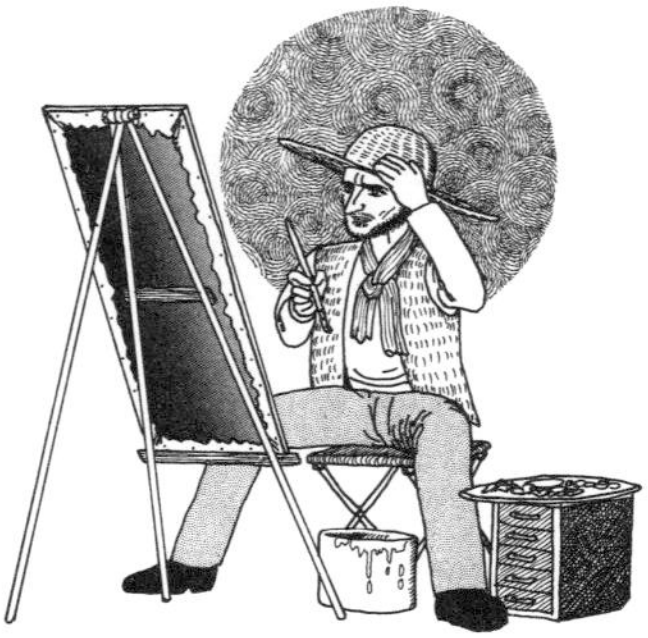

しまいます。しかし、それまでの画家としての生活の間、アルルやパリ周辺の風景、自画像などを好んで描き、奔放なタッチと強烈な色彩によって苦悩に満ちた魂を表出しました。フォービズム、表現主義に与えた影響はきわめて大きかったと思われます。彼を終生援助して止まなかった愛すべき弟テオドルにあてた書簡集「ゴッホの手紙」はとても有名です。

ゴッホのてんかん発作についても、やはり故和田豊治先生の見解として、次のような記載が有ります。（文献1）

天才画家ゴッホの持病は、分裂病や精神病質、そしててんかんと、諸説がありましたが、今ではてんかんという見方がまず妥当と思われます。

ゴッホの幼少時にはけいれんはなかったようです。一方、一八八五年にパリに赴いて以来、アブサン（きついお酒の一つ）の常習者となり、その二年後に初めてのけいれんを起こしました。その翌年にゴーギャンと共に痛飲して例の耳の切断事件を起こしています。この奇妙な事件はもうろう状態の最中に発生したことであり、精神病院への入院で治まっています。この異常状態には幻覚が伴っていて、けいれん発作も見られたといいます。一方、入院してアルコールを断って臭素剤を服用して治っていることから、彼はアブサン中毒で、けいれんが誘発されていたことは事実と思われます。しかしこの頃でも寛解状態では立派な絵を創作しているのには驚かされます。

最初の精神病院への入院に立会った医師は、ゴッホの病気がてんかんで、それはアブサンがもとで、けいれんと幻覚とを誘発していると診断しました。その時の診断は当時の用語で〝知的てんかん〟ですが、これが今の精神運動発作（複雑部分発作の一型）に当たるかどうかは即断できません（なお、アブサンには、けいれんと幻覚を誘発する性質があるといわれます）。更にゴッホには、若い時から起伏の激しい感情変動があったことを考え合わせると、側頭葉てんかん説には疑問が残ります。

一八八九年五月に、ゴッホはサン・レミィの精神病院に入院していますが、その時の記録は次のようです。

発作はまだ三カ月に一回位ずつは起こりました。ひどい時には大発作の後、十日間も意識が戻りませんでした。彼は時々野外にも出て絵画を制作しましたが、そこで発作を起こして車で病院へ運び込まれることもありました。しかし発作が治まると彼はすぐに弟テオ（テオドル）に手紙を書き、また絵画の制作にかかりました。（文献1）

ゴッホの作品に現われている表現から、彼のてんかんを含めた精神的な病について解析している一つの見解があります。ややこじつけ的な見方と言えるような部分もありますが、彼の作品に対する一つの考え方として鑑賞する際に参考になるのではないでしょうか。以下にその内容をお示ししましょう。（徳田良仁・現代精神医学大系　第一一巻A　てんかん　中山書店　一九七七年）

現代までの精神医学的な知見の進歩を踏まえて考えてみると、ゴッホの性格の偏倚や、異常行動の動機などから、側頭葉てんかんが次第に病状をはっきりと現わし出して行った経過のようにもみえます。けいれん発作があったかどうかは明らかではなく、むしろ精神運動発作（自動症を伴うもので、複雑部分発作の一型）や精神発作（単純部分発作と複雑部分発作とのちょうど中間に位置するような発作）の症状が次第に明らかになって来て、頻度も増して行ったようにみえます。このような状況では、しばしば幻視や幻聴を伴う意識障害が起こったとしても不思議ではありません。また意識消失前に、前兆として意識が変容して行く状態で、奇妙な行動を取ることがある可能性もあります。アルルの街頭でゴーギャンに剃刀を持って襲いかかろうとした直後、自らの意志をひるがえしうなだれて帰って行った行動は、精神運動発作の一型である〝遁走発作〟とも考えられます。このようにゴッホの臨床的な診断を推定することは可能としても、それがただちにゴッホの精神とその芸術作品を理解することにはなりません。ゴッホ自身の人生の諸相を、幼児体験を始めとし、幼・少年期を経て青年期・壮年期にわたる成長の軌跡を検討してみなければなりません。そしてフラストレーションやコンプレックスなどが形成される心理現象について、単にその時代時代の彼の行動や芸術性に対して反照して見直すことも重要と思われます。

ゴッホの芸術の特徴を理解するためには、病気や体質に関連した感覚や知覚の変容が、彼の作品の表現の一部に明らかに現われていることを見逃すことはできません。特にアルル時代の後半、明らかなてんかん発作の発病を契機として空間知覚の変化が表面に現われて来ます。「ゴッホの寝室」にみられる歪んだ空間知覚による表現がその一つです。あたかも非ユークリッド幾何学的な空間（リーマン幾何学的な空間認知）表現です。この傾向は、サン・レミィでの入院時代に描いた「朝日のあたる麦畑」、「オーヴェルの教会」あるいはさらにオーヴェルの風景のいくつかに、その歪んだ感覚的な表現としてみられます。さらに「糸杉と星のある道」や「星の輝く夜」などにみられる視覚的変容の表現がそれです。天空に輝く星や月の形体は、単に輝く点として存在するのではなく、その光輝がより強烈に知覚され意識されたことを、ゴッホ自身の衝撃の体験として、新しい自己の創造的表現性に結びつけたものと考えられます。幾重にも同心円的な光暈をもつ光の渦巻きとなり、さらにそれらが蛇行し融合する線状をもって揺動している情景は、まさに夢幻様とも幻覚様とも形容し得るものです。これは発作が起こったまさにその時に、薄れゆく意識の中で知覚したもの、あるいは前兆の起こった瞬間に受けた体験の衝撃の中に視た天空の現象であり、一大交響曲のごとく総合的な音楽のように天才の美意識に刻印され、芸術創造の中に再生されたものでしょう。また発作的な耳切り事件後の自画像も、自己確認の一つの証しをみるものです。

このようにゴッホがてんかんだったということは、まず間違いありません。彼の場合、その作風などからむしろてんかんが創作活動の推進力となり、また見る人の心を打つ、独特の誰にも模倣のできないような絵柄を完成させる元になったという見方もあります。ただ、側頭葉てんかんだったのかどうかは、現在の資料だけでは断定できないと思います。

また最近では、ゴッホは自閉症スペクトラム障害（広汎性発達障害）だったという見方もされております。

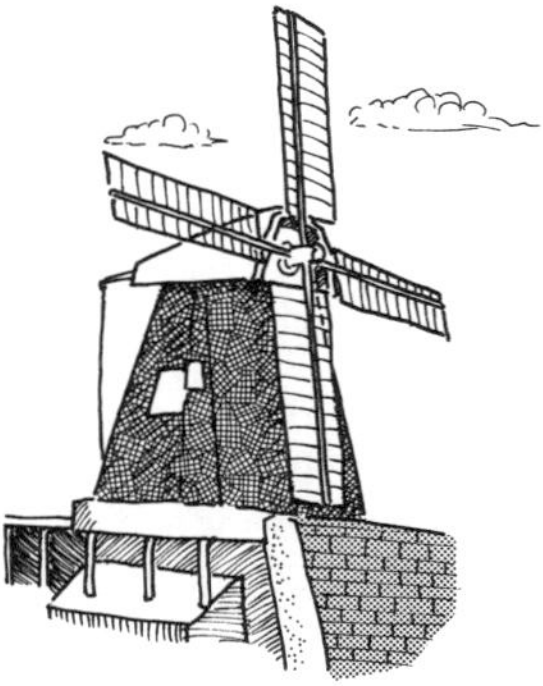

6. 日本の天才博物学者南方熊楠

（一八六七〜一九四一）

明治・大正から昭和初期に活躍した世界的博物学者、南方熊楠は日本人の天才ですが、側頭葉てんかんがありました。紀州和歌山の裕福な商人の次男として生まれ、幼少時より抜群の記憶力で周りを驚かせました。一八八四年、東大予備門（今の東大教養部に当たる）に入学後、てんかんを発症して落胆し、退学してしまいました。

いったん郷里に引きこもったものの、再度奮起して渡米し、西インド諸島を巡航しながら多種類の植物を採集・研究しました。五年後にロンドンに渡り、八年間滞在し、この間に彼の学問が開花しました。科学雑誌「ネイチャー」に何度も寄稿しています。また大英博物館に勤務し、東洋文献日録の整理などを担当していました。しかし、東洋人として侮辱されたということで英人を殴打し解雇されてしまいました。大学当時から、短気でよく他人を殴ったりする癖があったようで、「南方（なんぽう）」君は「乱暴（らんぼう）」君だね、とも言われていました。

一九〇〇年、故郷南紀伊に戻り、以後そこで博物学、民俗学などの国際的な論文を数多く発表しています。持に「粘菌」の研究は有名で、彼の名前の付いた種類もあります。植物学に関しては、当時の昭和天皇も同じ学問に興味を示され、天皇の志摩地方への御幸の際に、ご当地の珍種の植物などを紹介し、案内役を務めました。その際、彼は自分の最も大切に保存していた植物標本を「マッチ箱」に入れて直接昭和天皇に手渡したという有名な逸話があります。彼の民俗学の研究は、柳田国男らによる日本の民俗学に欠けていた歴史的観点を補訂しています。膨大な著書「南方熊楠全集」十二巻があります。

現在、彼はわが国のエコロジー実践の旗頭として再評価され、新たな文化的人気を博しています。最近世界遺産に登録された熊野古道の巨木の杉並木を、当時の無計画な伐採政策から救ったのは、ひとえに彼の功績によるものと言われています。この時、当時の政治的権力者達を説得するために書いた請願書に、今から百年近い昔ですが、「エコロギー(エコロジーのこと)」という単語が見いだされることには驚かされます。彼は百年後の未来を既に予見していたのかも知れません。筆者もその一人ですが、彼には人知れず地道なファンが多く、大きな書店には、「南方熊楠」コーナーも設置されている程です。

彼には側頭葉てんかんがあり、数回の大発作を起こしていますが、酒豪だったということですから、深酒によるものもあるようです。発作と関連した頭痛に悩まされました。

最近、京大精神科グループが、保存されていた彼の脳をMRIスキャンし、右内側側頭葉の病変を証明しました。その論文によれば、彼にはてんかん放電による側頭葉の機能亢進状態があり、それによって天才的能力を発揮しながらも他方で奇行が日立ったと解釈できるそうです。これは「ゲシュヴィント症候群」と呼ばれる一種の病的状態と言われますが、ドストエフスキーにも共通した性癖があるようです。この症候群は、別名「感覚―辺縁系過剰結合症候群」とも呼ばれ、てんかん放電の刺激により、認知・記憶の強化が生じ、奇才が発揮される原因の一つと言われます。南方熊楠の長男もてんかんで亡くなっていますが、これもドストエフスキーの家族歴と似ています。

ゲシュヴィント症候群は、側頭葉てんかんに天才が合併する証拠を裏付けるもので、以下のような持徴があります。

1. 神秘的なものに関心が強く、宗教的・哲学的思考に傾倒
2. 細部に渡り強迫的に書くという過剰書字、書漏
3. 些細なことに拘り、一つのことから離れられない粘着性
4. もってまわった話し方、会話・文章の迂遠性
5. ユーモアのない生真面白さ

6．怒り、恐怖などの情動の過大
7．性的活動の低下・性的倒錯
またごく最近では、彼は側頭葉てんかんを合併したアスペルガー症候群だったという説の方が有力です。

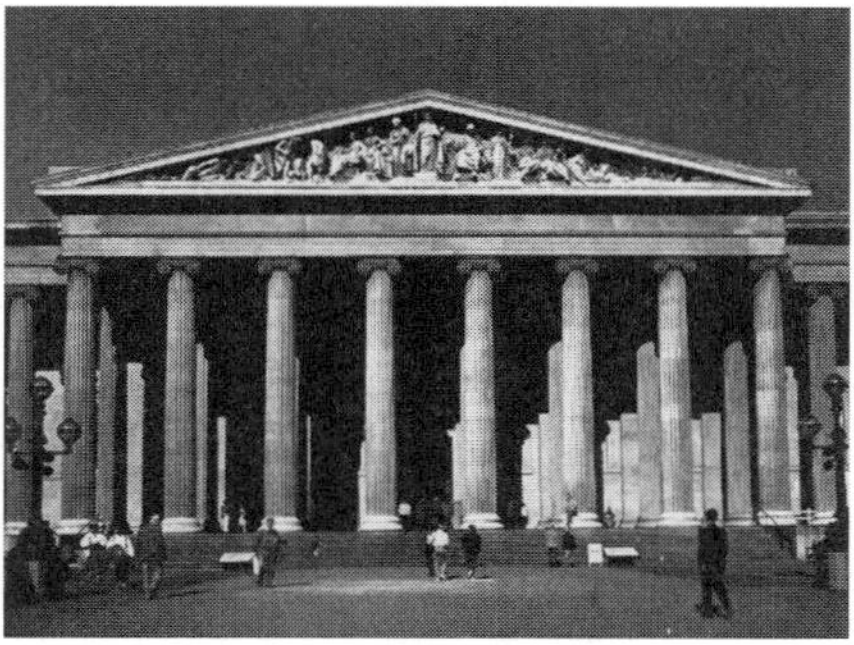

大英博物館

7. ガリバー旅行記の作者ジョナサン・スウィフト

（一六六七～一七四五）

ジョナサン・スウィフトはアイルランドの作家で、首都ダブリンに生まれ、名門トリニティ・カレッジの苦学生でした。その後英国の大政治家の秘書を務め、政治活動や文筆を続けました。しかし、立身の野望はアン王女死去と共に崩れ、やむなく祖国に戻りました。一七一三年、ダブリンの聖パトリック教会監督に就任しました。高貴な女性達との恋愛もあったようですが、生涯独身でした。六十歳過ぎ頃からメニエール病が高じ、発狂したと誤認されました。

あらゆるものを痛烈に風刺し、「人間嫌い」と言われ、作品には世界的ベスト・セラー「ガリバー旅行記」、教会を風刺した「桶物語」、「ステラ（恋人）への手紙」、英国政府のアイルランド政策を糾弾した「ドレーピア書簡」「貧民児童利用策私案（残虐です）」、などがあります。

伝記によれば、内耳の疾患である「メニエール病」だったようですが、テムキンの著書ではてんかんだった偉人の一人とされています。てんかんでメニエール病様の発作症状があったのでしょう。中枢神経系が関係しないメニエール病よりは、てんかんの方が、彼の作品や行動から持病としてよりふさわしいように思われます。

「ガリバー旅行記」は「小人国」の話だけではありません。「巨人国」のお話もありますし、あの宮崎アニメ「天空の城ラピュタ（地上の人間には全く役に立たないアカデミズムを諷した例え）」も、インターネットの最大検索サイト「Yahooヤフー（馬にも劣る野蛮人の名前で、山彦のヤホーではありません）」も、そのオリジナルは「ガリバー旅行記」の中にあります。「小人国」の発想は後述するルイス・キャロルも同じですが、後頭・頭頂葉連合野起源のてんかん発作に見られる小視症（周りのものが実際よりも小さく見える）、ないしは大視症（周りのものが実際よりも大きく見える）という「錯視」から由来している可能性があります。また、馬の方が人間よりも美しい生き物で、知性・理性とも勝っているというような、この、時代を超越し全く古臭さを感じさせない奇抜な発想を、どうしても彼の持病と思われるてんかんと関連付けてとらえたくなります。

もう何年も前ですが、ダブリンでの国際てんかん学会の際、聖パトリック大寺院の回廊にたたずみ、ステンド・グラスに映える二五〇年前と同じ光を眺めつつ、しばしスウィフトの世界に思いを馳せました。

8. 不思議の国のアリスの作者ルイス・キャロル

（一八三二～一八九八）

「不思議の国のアリス症候群」という病的状態があります。トッド Todd という精神科医、すなわちあの、てんかん性けいれん後の一時的な麻痺「トッドの麻痺」の提唱者が一九五五年の論文中で命名した症候群です。

症状としては、自分の体の一部や全体が大きくなったり小さくなったりして感じたり、周囲のものが大きく見えたり小さく見えたりします。遠ざかって見えたり近づいて見えたり、時間感覚の異常も感じることがあると言います。

原因としては、偏頭痛、てんかん、ある種の感染症、ＬＳＤ等の薬物使用が考えられます。ルイス・キャロルは片頭痛持ちで、自分の体験に基づいて「不思議の国のアリス」という小説を書いたと言われていますが、これに因んで付けられました。

彼は、オクスフォードの数学者で、この小説は、アリス・リデルという少女のために作った手書きのイラスト入りの原本があります。「ロリータ・コンプレックス」などという悪評もあるようですが、一風変わった楽しい作品で、世界中で親しまれています。

時間感覚の異常や浮遊感覚としては、ウサギ穴に落ちたアリスがふわふわとゆっくりと落下していくという感じです。また、体が大きくなる、小さくなるという現象については、「リリパット幻覚（小人幻覚と訳されます）」という言葉があります。リリパットはガリバー旅行記の小人国の名前です。

この症候群の主たる徴候は、身体感覚の変容ということです。小説にみられる歪曲した身体イメージに例証されるように、てんかんや偏頭痛の患者が経験する、静止物質の大きさ、距離、位置などの錯覚的変化、浮遊動揺感、時間経過感覚の異常などが記載されています。偏頭痛は、代表的なてんかん境界状態といわれていますが、後頭葉てんかんに関する近年の知見を参照すると、偏頭痛とてんかんを明確に分離できるかどうかという大論争があります。現に、てんかんの薬（カルバマゼピンやフェニトインなど）が偏頭痛にもよく効くのです。このような意味からも、本症候群の存在は非常に興味深いものがあります。

9. セント・バレンタインはてんかんの守護神

二月十四日は何の日でしょう？　そうです。皆さんよく知っているセント・バレンタイン・デーですね。それでは、この日がセント・バレンタインの何の日なのかご存じですか？ローマ時代の紀元二六九年のこの日、キリスト教の僧だったバレンタインという人が殉教したことはご存じだったでしょうか？たいていの人は、この日が彼の誕生日なのか命日なのかさえ、よく知らないでしょう。この日は女の子から愛の告白がチョコレートを介して受けられる、男としてはとても気を揉む日ですが、このセント・バレンタインという聖人が、実はてんかんの守護神だったということはあまり知られていません。昔のヨーロッパでは、てんかんのことを「バレンタイン病」とも呼んでいました。ヨーロッパ中世の時代に、てんかんの患者に絶大な人気のあった巡礼地は、ライン河上流のエルザスという所にあるベネディクト修道院でした。そこにまつられていたのがセント・バレンタインでした。毎年二月十四日のセント・バレンタイン・デーには、てんかんを持った人がこの霊場に詣でたといわれます。当時の歴史について書いてある本には、この修道院が一一八三年頃にベネディクト派の修道院として建てられ、セント・バレンタインがまつられたとされています。さらに、一四六八年にこの修道院に救護施設が併設され、そこに多くのてんかん患者が集まり、患者の介護が行われたという記載があります。現在、セント・バレンタインはアイルランドの首都ダブリンのとある教会に埋葬されています。彼の亡骸は、ダブリンの中心街にあるホワイト・フライヤー・ストリート（白い修道僧の道という意味）教会という、地味な教会の礼拝堂の一角に納められています。今や、世界中でセント・バレンタイン・デーがあれ程広まっている割には、強いて訪ね当てる努力でもしない限り見過ごされてしまいそうな小さな教会でした。以前ダブリンで国際てんかん学会が開催され、研究発表をして参りました。その折り、このセント・バレンタインの埋葬されている教会を訪ね、蝋燭を上げてお参りをしてきました。

ヨーロッパ中世の巡礼の姿を描いた木版画や、当時の絵に、セント・バレンタインがてんかんの守護神として描かれています。その図には、僧正の衣をまとったセント・バレンタインの足元に、てんかん患者と思われる若い男女が横たわっています。そしてその足元には、当時悪魔の象徴とされていた豚がいます。また、横たわる若い男女の後ろには、夫婦者らしい男女が十字架と供物のパンのような物を携えてセント・バレンタインを拝んでいるところが描かれています。

一体なぜこのセント・バレンタイン・デーが恋人にチョコレート送る日になったのでしょう。ヨーロッパでは、何世紀もの間、セント・バレンタイン・デーに鳥達がパートナーを選ぶという言い伝えが信じられてきました。そういうことにちなんでか、中世以来、悩みに満ちたたくさんの恋人達がセント・バレンタイン・デーに祈りを捧げ続けてきたといわれます。そして一八四〇年代に、アメリカで始まった習慣が、決まった相手にバレンタイン・カードを送るということです。それは女性から男性へという一方的なものではなく、どちらからでもお互いに交換し合うものです。男性はひたすら受け身で、女性から男性へチョコレートなどの贈り物をするという習慣は、どうも日本で始まったようです。現に、アメリカでは男性からも女性にカードや贈り物をしています。最近はそうでもないようですが、もともと恋には慎み深かった日本の女性が、この日ばかりは恋の自己主張ができるようにという思いが込められているような気がします。そういう思いが強かったせいか、バレンタイン・デーの仕掛人はまんまともくろみを成功させ、今日の一大ビジネスにまで成長させてしまいました。毎年二月十四日はチョコレートを買うためにお菓子屋さんに列ができる程ですが、当のセント・バレンタインはこの光景を見たらおそらく「苦笑い」をするかも知れません。カードやチョコレートを交換し合う「バレンタインのてんかん記念日」というのはどうでしょうか？

てんかんだった偉人達のお話はいかがでしたか。

彼らのてんかんの発症年齢は、遅くても、シーザー一九歳、ジャンヌ・ダルク一三歳、ドストエフスキー二九歳、フローベル二三歳、ゴッホ三四歳、マホメット四〇歳と、たいていまだこれからという若さです。もし彼らの中で小発作（大発作のような派手なものではない、規模の小さい発作）がより早い時期にそれと気付かれずにあったとすれば、もっと若い時期に発症していたことになるかも知れません。てんかんは若人の病気なのです。てんかんであることは分かっても、研究者によって同一人物についてのてんかん細分類に意見の違いが出てくるのはやむを得ません。今日の検査手段は一切使えませんから、自ずと限界があります。特に特発性全般てんかんと側頭葉てんかんの議論は、決定的なものがなかなか出せません。

こういう偉人の中にはむしろてんかんの発作や、てんかんであることをバネにして人生を切り開き成功して行ったとしかいえないような人物が何人もいます。凡人の方が良かったのに、といわれる人がいるかも知れませんが、この人達の卓抜した才能を引き出すきっかけを、てんかんという病気が与えてくれたともいえます。そしてこのような例があるからには、決しててんかんだからといって悲観して落ち込む必要はないのです。

当然、「日本にはそういう人物がいないのか?」という疑問が湧くことと思います。著者の知る限りでは、南方熊楠以外に確実な人物はいないと思います。

では何故日本にはそういう人物がほとんどいないのか。てんかんの発症率からすれば、絶対にいないはずはありません。仮にもしそういう人物がいたとしても、おそらくてんかんのことをひた隠しに隠していたに相違ありません。あるいは、てんかんであることを知られるや否や出世の道を絶たれるという、日本独特の、古来からの風潮があるのではないかと思います。

この、てんかんのことをひた隠しに隠すという風潮は、日本に根付いた仏教観から来ているものと思います。「脳は神聖不可侵の臓器(たとえ医者であろうが立ち入れない?)」という考え方を基盤にして、日本人が脳の病気、特に老人性痴呆症(「認知症」と改められましたが)などをも非常に神経質に隠したがるという性格から来ているとも思われます。このことは、外国では既にかなり以前から受け入れられている「脳死」や「臓器移植」の問題が、日本では未だに意見の一致を見ない(とうとう国会で採択されましたが)ということからもある程度察しがつくと思われます。もっとも「脳死」問題には医療不信という理由もありそうですが。また、「規格外、不揃い、変わり者」などを許さない日本の教育理念からは、やはりてんかんは隠さざるを得ないものではないでしょうか。

外国のてんかん患者についても、確かに〝stigma（英語式に発音するとスティグマ）〟という単語で言い表される考え方があります。これには「烙印、焼き印、汚名、恥辱」などという訳があてはまります。そういう考え方ではむしろ進んでいるはずのヨーロッパでさえも、ごく最近でもまだ、この「てんかんのstigmaとの戦いが始まった」などという新聞のタイトルや、「てんかんを影から陽の当たる所へ」などというスローガンを目にします。日本でも、そのうちこういうスローガンが巷に見られる日が来るでしょうか？またヨーロッパでも、喫茶店で「最近、リウマチの具合どう？」と気軽に病気の話ができても、「最近、てんかんの具合どう？」というように病気の話としては切り出せない、というような逸話や、「子供がけいれん発作を起こしたら後でひっぱたくと良い」というような迷信が、いまだに残っているとも言われます。まだまだ世界的にてんかんに対する偏見の壁は厚いようです。

しかし、それでもなお、海外のいわゆる先進国と比較すると、どうも日本の方がより際だった偏見があるのではないかと思います。この辺に、何故日本にはてんかんだった偉人がほとんどいないのかという、謎を解く鍵がありそうに思います。既に始まっている〝脳の世紀〟とはあまりにもほど遠い、日本古来の脳の考え方が未だに根強く残っているということもまた事実です。来るべき、より親密な国際化の時代に備え、このような日本の古い国民的意識を変えて行かなければならないと思います。

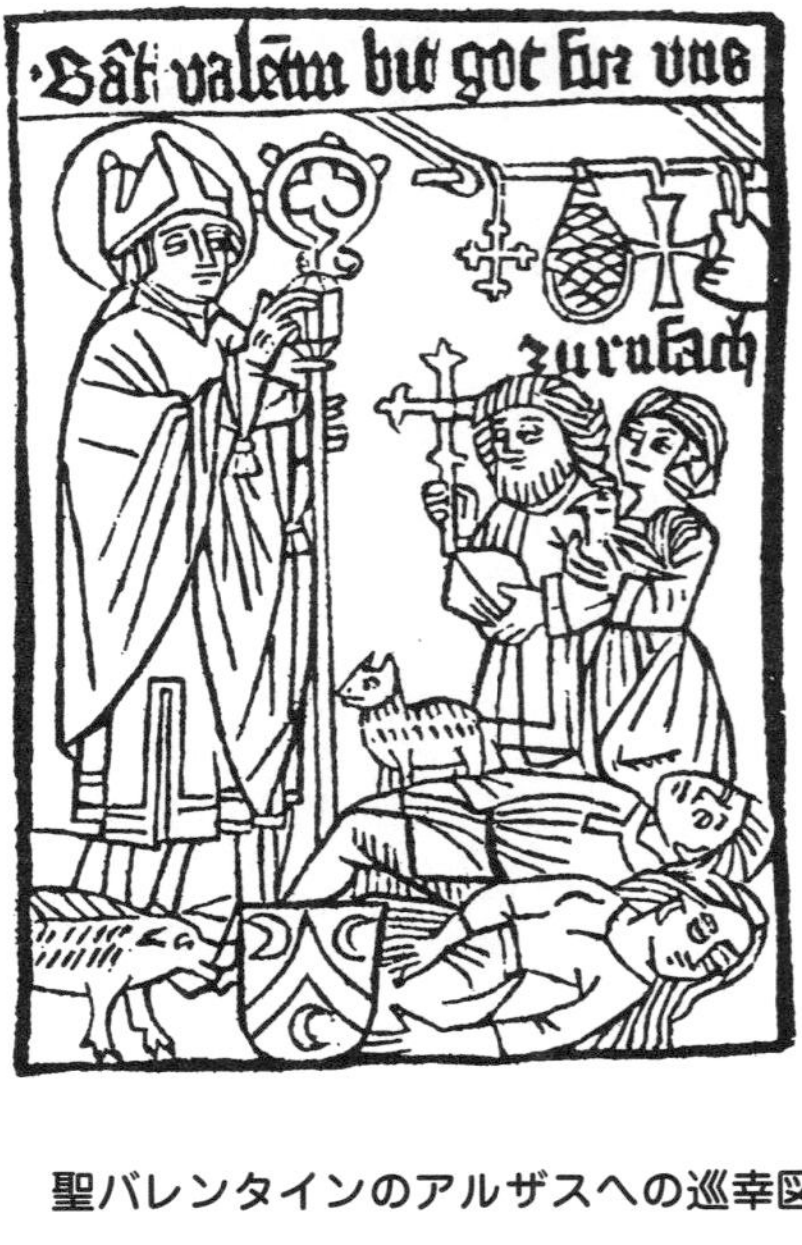

聖バレンタインのアルザスへの巡幸図

第二部　てんかんを見直そう

0. てんかんとは何か?

てんかんは脳の病気です。

てんかんは、慢性の脳の病気で、その症状は脳内の電気的ショートによるてんかん発作です。

脳は体の全ての働きをコントロールする指令塔で、機械ならば、さしずめメイン・コンピューターです。脳の中には、一五〇から二〇〇億個もの神経細胞が複雑なネット・ワークを組み、これを支えて固めるためにグリア(膠「にかわ」という意味です)細胞という特殊な細胞が手助けをしています。神経細胞の一つ一つは、〝細胞体〟といわれる核を入れた塊から、〝神経線維〟といわれる長い腕が延びたような形をしています。

電気エネルギーは細胞体の中で作られ、まるで電気コードの中を電気が伝わるように、神経線維の中を電流が伝わります。神経線維の長い腕の端はてのひらを拡げたような形をしています。このてのひらの指先が隣の神経細胞にタッチして、そこから電流がリレーされて行きます。このタッチしている所を〝シナプス〟といいます。正確には、このシナプスは隣の神経細胞に直接タッチしているわけではなく、わずかな〝すき間〟が空いています。電流が神経線維の指先のところまで伝わって来ると、この指先から〝神経伝達物質〟という化学物質がすき間にばらまかれます。この化学物質が隣の神経細胞にくっついて、これが刺激になって隣の神経細胞が電気活動を始め、電流を流し始めるのです。こうして次々に複雑な電気回路がつながったり切れたりして脳の働きが続けられているのです。

この化学物質がくっついて生じる神経細胞の電気エネルギーがたくさん重なったものが、〝脳波〟として検出できるものです。もっとも、脳波は乾電池の電圧の百万分の一と

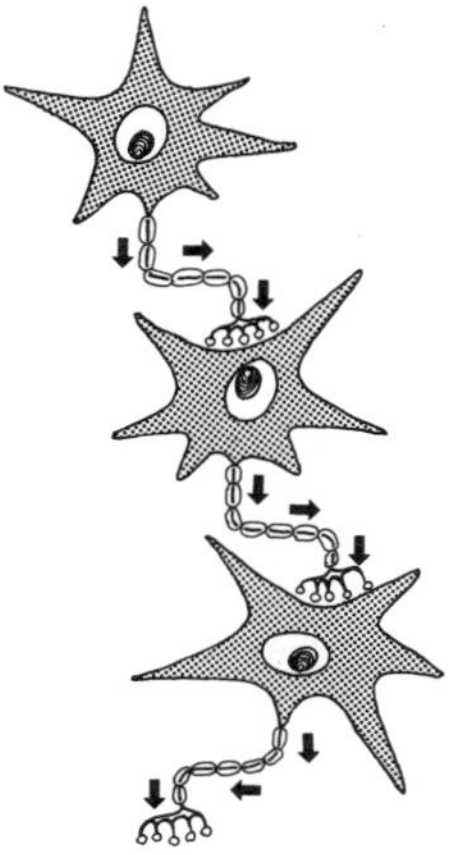

神経細胞のリレー

いうごく微弱なもので、人を感電させるようなことはありません。

さて、この神経線維の中を伝わる電流の働きで、体の外側から入ってくる情報は〝感覚神経〟を伝わって脳に送り込まれ、逆に脳からの指令は〝運動神経〟を伝わって体の隅々に送り出されます。

何かのきっかけで、脳の中の電気回路に異常が起こり、突然巨大な電流が流れてしまうことがあります。これは電気機械の回路がショートしたのと同じことで、派手な稲妻や火花が散り、本来の働きが大いに損われ、復旧までに手間がかかります。この時、脳の中では大嵐が吹き荒れ、脳からふだんは考えられない極端でめちゃくちゃな指令電流が送り出され、

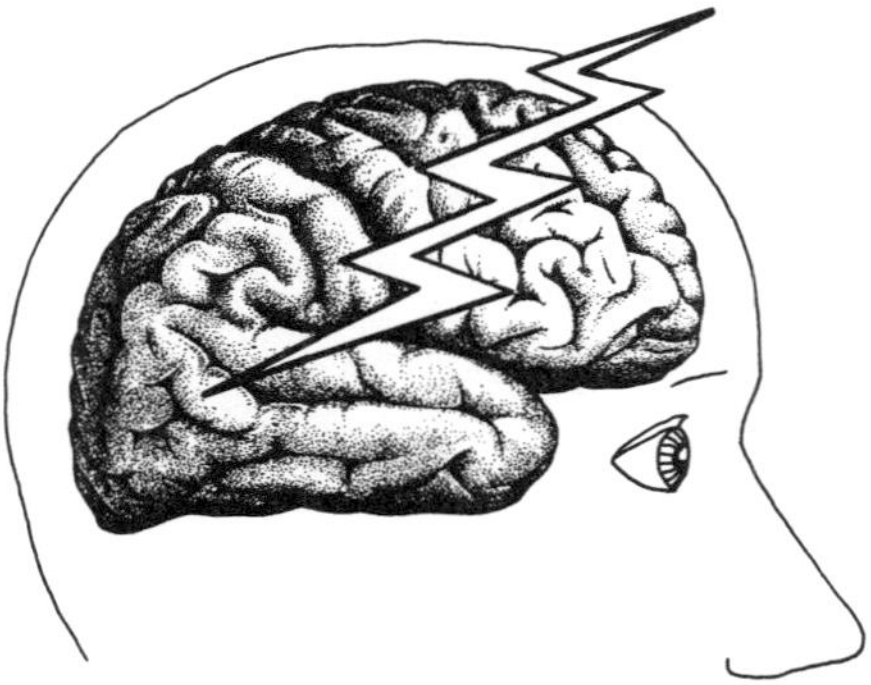

てんかん発作は脳の電気ショート

これが体の色々な部分での発作症状として現われるのです。

このように考えると、〈てんかん〉という病気がいかに理路整然とした病気であるかお分かりいただけると思います。そして、〈てんかん〉という病気の症状が、まさにこの脳からの巨大電流による「発作」なのだということが、お分かりいただけると思います。

1. てんかんの人はたくさんいるのか？

日本にはてんかんの人が100万人もいます。

有病率というのは、普通の人口の中でどの位の割でその病気があるかという数字のことです。一般には、人口千人について何人という数で表します。

てんかんの有病率

世界のてんかん有病率、日本のてんかん有病率の統計から推定すると、てんかんの有病率はおよそ人口二〇〇～一五〇人に一人で、やや多く見積もると人口「百人に一人」ということになります。これは他のよくある病気と比べても、「ごくありふれた病気」といえる数です。たとえば小児の年齢での癌の出現率は一万～一万五千人に一人といわれますが、この頻度と比べると百倍も多い病気ということになります。

身近なたとえでは、小学校の一学年は百人位の所が多いのですが、そこでは、少なくとも一学年に一人はてんかんの学童がいることになります。人口の多い大都会には一体何人のてんかん患者がいることでしょう。しかし、これだけ数が多いはずなのになぜ私たちは分からないのでしょう。その大きな原因は、たいていの患者が病気を隠そうとしたり、否定したりするからです。また発作は人前でめったに起こらず、そして一般に知られているように、ただ「泡を吹いて倒れてけいれんする」ような派手なものだけが発作ではないからです。

後でお話ししますが、一口に発作と言っても、その種類は数え切れない位たくさんあります。ですから、こういう発作はてんかんでなくて、こういう発作はてんかんだ、などと単純に区別はつきません。たとえば夜寝ている時、突然起き出して布団の上で暴れ回るのが発作だったりすることがあります。あるいは、毎朝起きがけに何回もシャックリばかりしている子供が、何年も後にてんかん発作だったことが分かることもあります。他にも、たとえば突然眼の前にキラキラと輝くＵＦＯが現われるのが発作だということもあります。こんな時には、本人も誰もこれをてんかん発作とは考えませんから、長い間見逃されていることもしばしばあります。またもしてんかんと診断されても、黙っていれば全く誰も疑う人はいないし、考えもしないでしょう。そうすると、こういう人はてんかん患者の数から抜けてしまいますので、みかけの患者数は相当少なくなります。

学童によく見られる、〝小児良性部分てんかん〟という近年に発見されたてんかんは、夜寝ている時しか発作が起こりません。学校で発作が目撃されることはなく、また薬も学校で飲む必要はありませんから、学校では全く普通の子として扱われます。下手に学校に知らせてしまうと、教師は身構え、学校行事のつど参加不参加が職員会議で問題になります。残念ながら今の義務教育の状況では、あげくの果てはいじめの対象になってしまう可能性がありますし、内申書には必ず不利な条件として書かれるでしょうから、むしろ黙っている方が多いかも知れません。

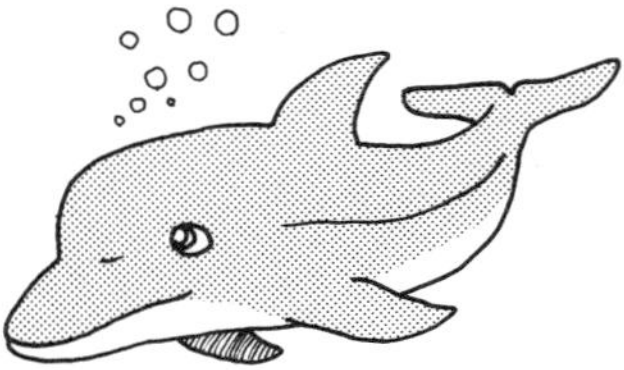

スイミングもできるよ・・・

2. てんかんの原因は何か？

脳の障害すべてが、てんかんの原因になり得ます。

脳に慢性的な障害を与えるような原因は、すべててんかんの原因になります。そういう慢性的な障害によって、脳の神経細胞の電気活動に突然のショートが起こるようになれば、それが「てんかんを引き起こした」ということになります。てんかんの原因にはいろいろありますが、最も多いのはいまだに何と、〝原因不明！？〟ということです。てんかんの診断をするため、いろいろ検査をしますが、原因究明のための最新の医療検査機器を駆使した検査でも、全く引っかかって来ないものが圧倒的に多いのです。

はっきりした原因として挙げられるのは、生まれる前後に被った酸素欠乏などの脳のダメージです。生まれる時に〝仮死〟があると、その際に脳の神経細胞が傷害され、後にてんかんの原因になります。また胎児の時代に脳の形成が悪いと、たとえその脳の形の歪さがかなり小さいものでも、てんかんの原因となり得ます。その他にも、先天性の代謝異常や内分泌異常などと呼ばれる病気でも、脳のダメージが起こっててんかんが発症して来ることがあります。生まれた後でも、たとえば髄膜炎や脳炎などの細菌・ウイルスによる脳のダメージはてんかんの原因になります。この他にも、たとえば〝熱性けいれん〟という乳幼児の良性けいれんでも、もしそれが長引けばてんかんの原因になることがあるといわれます。

最近、今までは原因不明といわれていたてんかんの中で、家族に同じようなタイプのてんかんが見られるもので、遺伝子レベルの原因が究明され、てんかんの原因遺伝子が分かったものがあります。しかし、これは一部の特殊なてんかんで、まだ原因遺伝子が一体どのように働いててんかん発作が起こるのか十分には分かっていません。こういう原因遺伝子が分かったものの内で、一方はとても治りやすいタイプですが、他方は極端に先行きの良くないものがあります。しかし、この先行きの良くない方のてんかんはとても稀です。

また最近、脳の断面を撮影する新しい検査機械が発達して、今まではとうてい見えなかった細かな脳の細胞集団レベルの異常が検出されるようになりました。こうして今までは知られていなかった先天的な脳の神経細胞の構造のわずかな歪みもてんかんの原因となることがわかってきました。

一般に、このように原因が全く分からないものや、あるいは原因が分かってもその変化がごくわずかなもの程、てんかんは治りやすいといえます。現代の最先端の検査機器を持ってしても検出できないような原因は、脳の異常な変化としてもごくわずかなものですから、比較的簡単に修復されやすいのです。しかし、その逆に、はっきりとしたあるいはかなり大きな規模の原因が分かる場合には、その原因を何とかして解消させない限り、てんかんは治らないだろうともいえます。

てんかんの原因として一言付け加えたいことがあります。それは今から五十年程も昔に森永のヒ素入りミルクを飲んだ患者で、後に脳波異常やてんかんがよくみられたという事実に関連したことです。最近、残留農薬、大気や海洋汚染、食品添加物、母親の飲酒や喫煙などが胎児や乳幼児の慢性病の元になるのではないかとよく言われます。小児の原因不明のてんかんがこういうものと全く無関係であるとは言い切れないと思います。

3．てんかんの起こりやすい年齢は？

子供と若者の年代ですが、高齢者でも増えます。

若年者のてんかんの九割が十代までに発症します。特に生後一年までの発病が圧倒的に多く、また十歳までの発病がその後に多くみられます。十歳を越えると発病数は激減し、これ以後の発病はおおむね〝遅発性てんかん〟としてむしろ特殊な部類に入ります。特に中年以後のてんかんの発病はわずかで、もしあるとすればその原因は明らかで、大半が脳血管障害か脳腫瘍ですから十分に注意しなければなりません。最近、高齢化が進み、老人のてんかんも増加しています。欧米のデータでは八十歳を超えると激増し、そのほとんどがこのような器質的てんかんです。

てんかんの発病年齢

ではなぜてんかんが子供の時代に発病しやすいのでしょう。それは、子供の脳が二四時間常に発達途上にあるからです。生後の脳の発達する速さは、生まれてから直ぐ後が最も速く、およそ三歳頃までに成人の脳の八割位まで完成されてしまいます。そしてその後はゆっくりとした発達が続くのです。これが「三つ子の魂百まで」という諺の由来です。てんかんの発病数はまるでこの脳の発達の速度に合わせるかのように、乳幼児期以後になると減少します。そして脳の発達が完了する十代の後半頃にはてんかんの発病数が激減します。

図に、てんかんの発病年齢（図1）、脳の重さの年齢的変化（図2）、後頭部アルファ波の周波数と年齢との関係（図3）、レム睡眠（これは後で、「てんかんと睡眠はどんな関係か？」という項目でお話しますが）の長さの年齢別比率（図4）をグラフで表わしました。これを見ると、どのグラフでも、生まれてから三〜四歳頃までが、それ以後の年齢と比較して極端に急激な変化をしていることがよく分かります。このようなさまざまな不安定要素

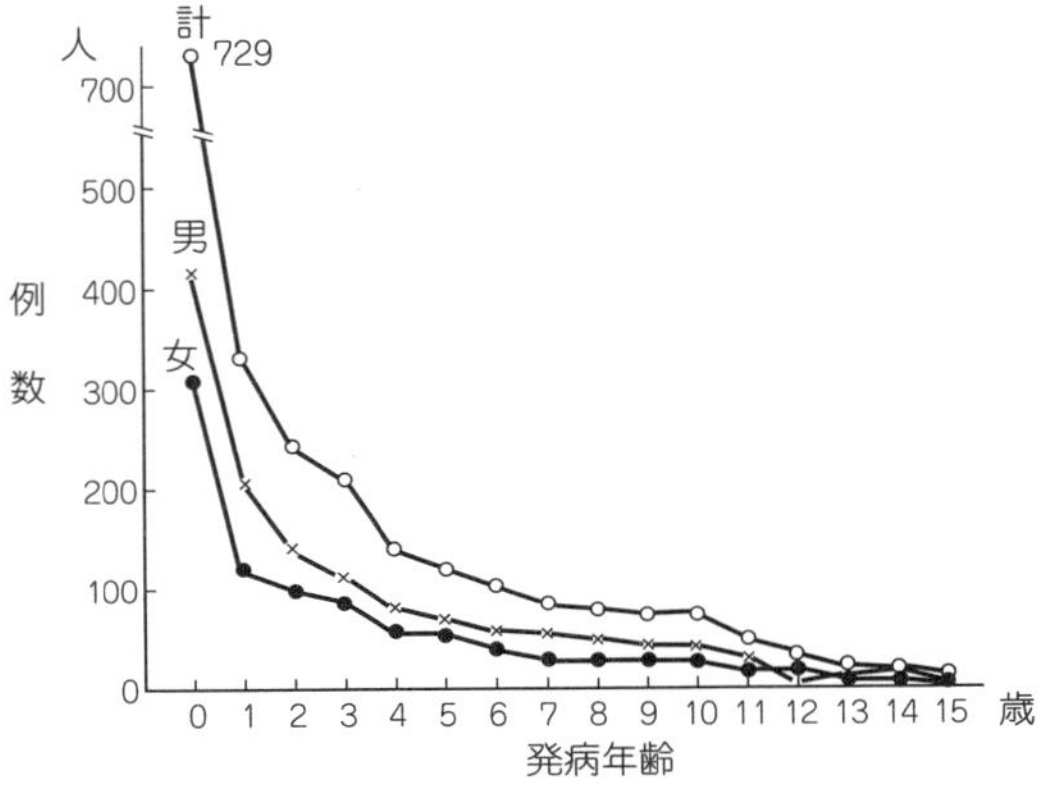

図1　てんかんの発病年齢（2609例）（福山幸夫：乳・幼児期のてんかん．てんかん（秋元波留夫監修）P.24, 1979年　日本文化科学社）

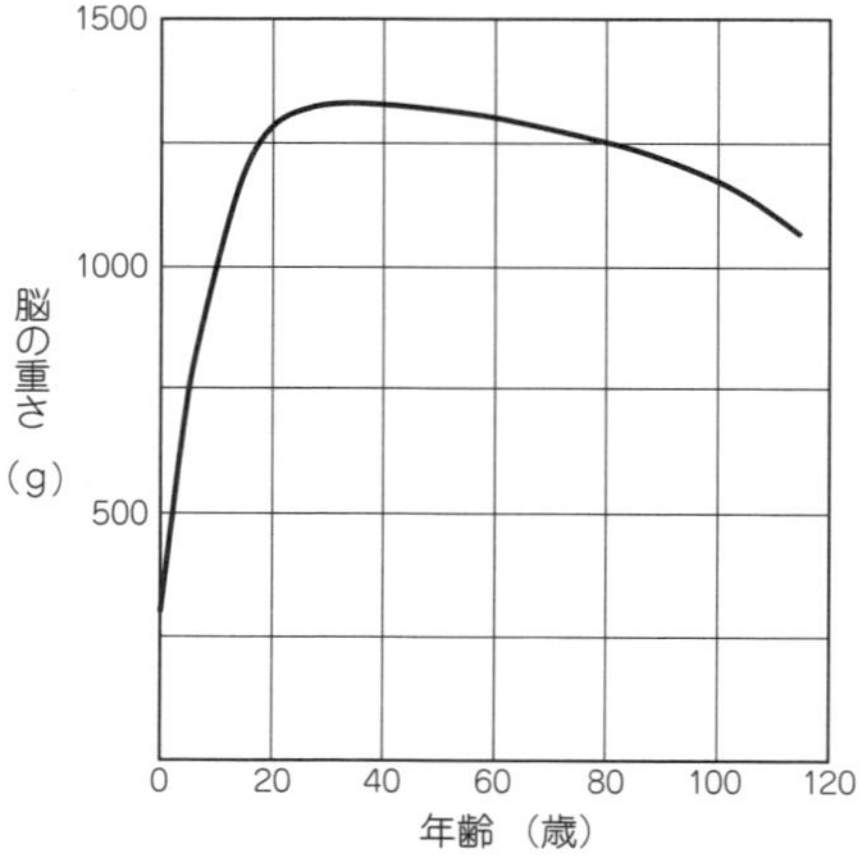

図2　脳の重さの年齢的変化

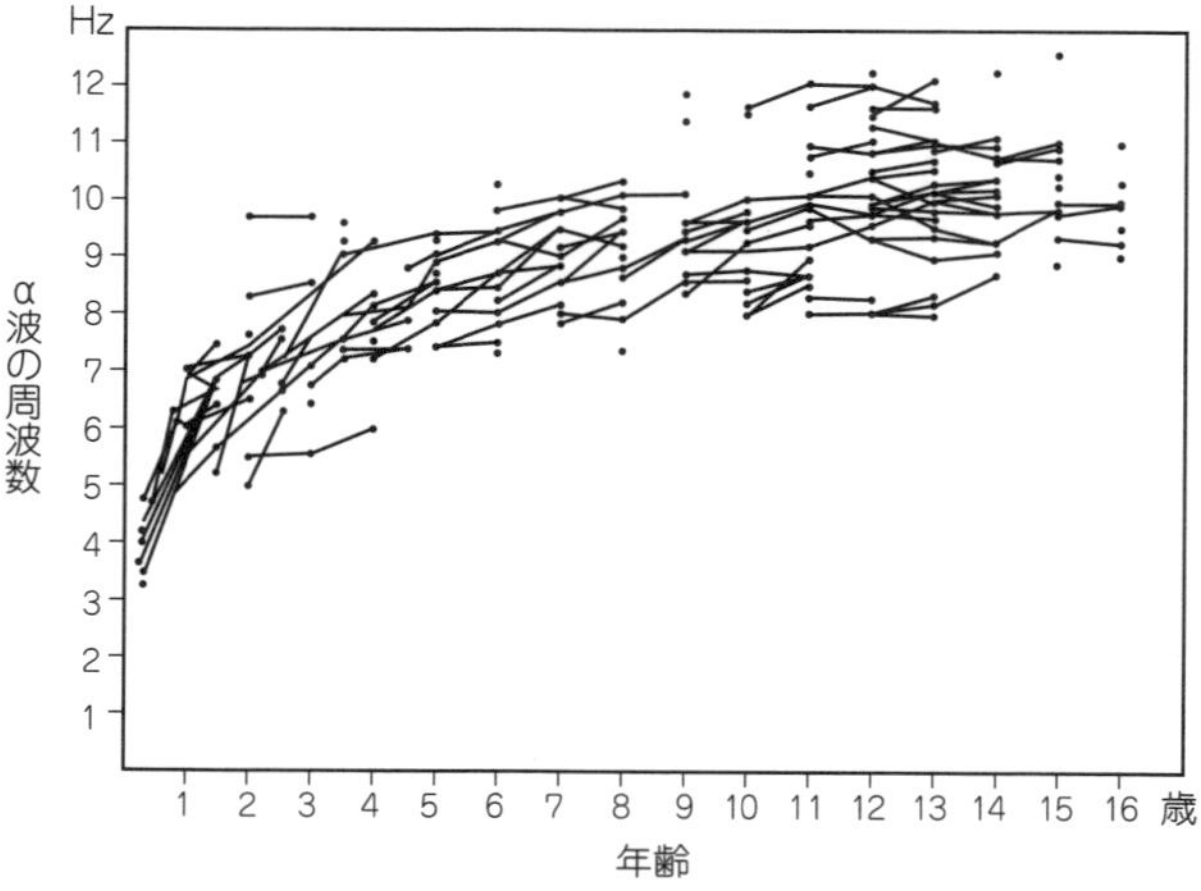

図3　後頭部α波の周波数と年齢との関係

（Lindsley, 1939より引用）

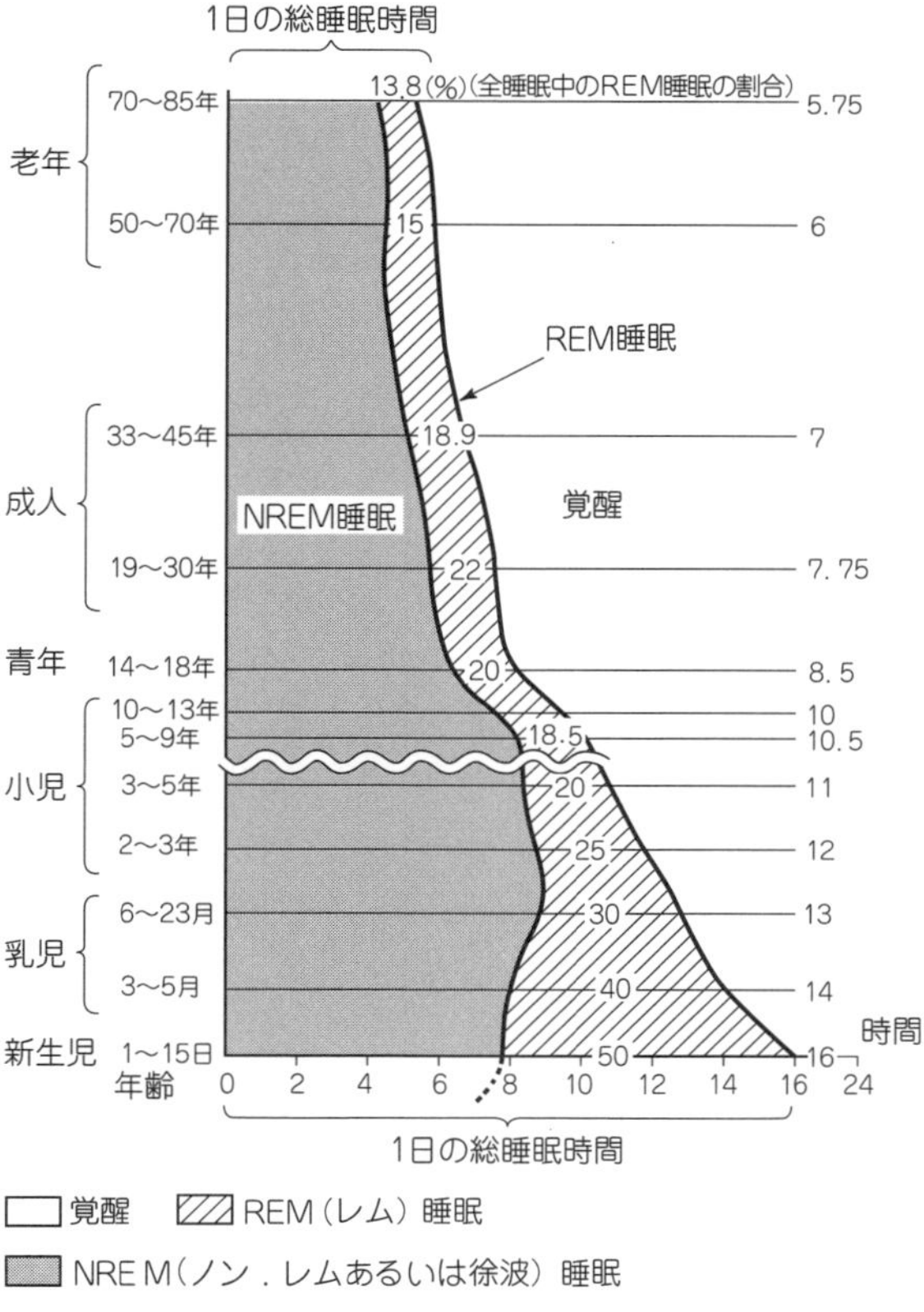

図4　覚醒、レム（REM)睡眠と非レム（NREM、レム睡眠以外の睡眠)睡眠の年齢別比率

(87)

が複雑に絡み合って、てんかん発作が起こりやすくなっているのです。

子供で、脳の発達が日夜突貫工事のように行われている現場では、色々な建築資材がどんどん運び込まれて来ます。また、建築工事の足場も不安定で、ちょっとしたきっかけでとんでもない大事故（これを脳の電気ショートと考えてもよいでしょう）が起こります。建築資材は脳の発達のためのいろいろな物質だったり、あるいはエネルギーだったりします。脳の神経細胞に巨大電流が流れるのを防ぐようなシャッターもまだ仮設の状態だとすれば、もしここにほんのわずかでも電気ショートが起こったとするともはや収拾の着かない混乱状態に陥ってしまいます。巨大電流は抑えるものなく益々膨れ上り、周りの建築資材やエネルギーを吸収し、脳全体に溢れ返ります。

こういうことが、子供の脳になぜてんかんが起こりやすいのかという答えになると思います。にもかかわらず、こどもの未熟な脳は、たいていのダメージに対して上手に補修工事をすることができるので、建築資材が不足して工事に支障を来すことは滅多にありません。しかし、それとてもやはり限度がありますから、この限度を越えててんかん発作が何回も繰り返されれば、大切な建築資材やエネルギーが少しずつ失われてしまうことになるでしょう。

4．てんかんはどこで診ているのか？

てんかんセンターやてんかんの専門外来で診ています。

高齢者のてんかん（主に神経内科が診ます）は別として、てんかんは本来子供の病気です。ですから、てんかんはまず、小児科の医者がその発病の時に慎重に取り組まなければならない病気です。しかし、たいていの小児科医は感染症やアレルギーの診療に追われてしまい、なかなかてんかんの診療に十分な手が回らないというのが現状だと思います。

てんかんの専門診療

てんかんの診断には時間がかかります。熱を計って身体を診察すれば大方の症状や所見が得られてすぐに薬を出せるというようなわけには行きません。また、アレルギーやアトピーなどのように、一目でそれと分かるような症状もほとんどありません。まず、頼りになるのは親から聞き取れる発作の様子です。これを詳しく聞き出さないと、てんかんという病気のジャンルを考える所までも至りません。相当に根掘り葉掘り聞き出さないと、まずどういう病気を疑うべきか分かりません。そしてその上診断を確定するために脳波を取って読まなければなりません。脳波計を備えていない医療機関ではてんかんの診断はできません。更に、脳波を取っても、それを医師自身が判読できなければてんかんの正確な診断はできないと言っても良いでしょう。

正確な病歴を聴取したり、正確に脳波を判読できないと、本当はてんかんではないのにてんかんだと診断してしまったり、あるいは本当はてんかんなのにてんかんではないと診断してしまうことがあります。こういうことがあると、一番迷惑を被るのは患者や家族です。てんかんは慢性の病気です。だから間違って必要もない薬を長い間飲まされることもあります。これは単に無駄などころか、却って害を与えていることになります。しかも、もしてんかんでなかったら、誤診されたことによる心の痛手、医者への不信感は相当なものになります。そして単にその時だけでなくその後にも患者本人はもちろん、親にもかなりの心の傷跡が残るはずです。

こういうことを防ぐためにも、もし疑いがあれば、てんかんの専門病院に是非一度は診てもらう方が良いでしょう。特に発作が半年以上おさまらなければ必ず一度は専門医に相談して下さい。最近はてんかん専門医の標ぼうが可能になっています。もしかしたら、全く違う別の病気なのかも知れませんし、あるいは病気そのものもなかったということになるかも知れません。あるいは、今までよく説明してもらえず自分自身で暗い面だけ考えて落ち込んでいたのが、もしかしたら明るい見通しが出て来るかも知れません。一人であるいは家族だけであれこれ思い悩むよりも、思い切って専門の医師に相談してはいかがでしょうか。巻末の表1に全国のてんかんセンターとてんかん専門病院を挙げましたので、参考にして下さい。

てんかんの専門医

ところで、もし今お話ししたようなてんかんセンターやてんかんの専門病院が遠くてなかなか行けないとすれば、近くでもやはりてんかんの専門医にかかることをお進めします。その際、その医者がてんかんの専門医なのかどうか、素人目でも何とか判断できる十個のチェック項目　を前のてんかん協会（てんかん患者の会、別名「波の会」ともいいます）の会長が提案しています。あくまでも一つの目安ですが、次のようなことです。


一．標榜科が、小児科、精神科（神経科）、神経内科、脳神経外科のいずれかか？

二．発作の抑制と薬の副作用予防に対して、努力されているか？

三．適切に（定期的に）脳波検査と抗てんかん薬の血中濃度や副作用のチェック検査がされているか？

四．できるだけ一種類ないしは少ない種類の薬で治療するように、努力されているか？

五．十分な説明（特に薬剤について）がされているか？

六．てんかんの診断に関して種々の検査が適切になされ、その結果がよく理解されているか（データを読めているか）？

七．患者の生活への配慮と援助がなされているか？

八．医学会の活動（研究と学習）に積極的か？

九．てんかん協会（波の会）への参加と協力に熱意がみられるか？

十．（実際にかかっている）患者の評判は良いか？


一項目一点として、八点以上ならば完璧な専門医、六点以上ならばまあ安心、五点以下ならば患者が不安を抱くのも当然で、何らかの働きかけを行うか、それでだめなら転院（医）するかは患者の判断に任せます。医者にとっては厳しいチェック・ポイントですが、いやしくも専門医たる者、常に十ポイントを目指すべきと思います。

早期診断・早期治療が鍵

てんかんは慢性の病気と言われます。しかし、子供では特に、まだ症状が出て間もない頃に間を入れず正しい治療をした場合に比べると、放って置くかあるいは薬が合わずに何年間も発作が続いていた後では、発作を抑え込むことが非常に難しくなります。なぜかというと、長い間発作が繰り返し起こると、脳の中で電気ショートの道筋がどんどん開拓され、次々と発作が簡単に拡がりやすくまた起こりやすくなって行くからです。こういう理屈は、ネコやネズミなどの動物を使った〝キンドリング〟という実験的に作られたてんかんモデルによって裏付けられています。このキンドリングの理屈は、たとえごく弱い電気刺激でも、何回もしつこく同じ神経細胞の一塊を繰り返し刺激していると、何日かして遂には電気刺激が全くなくても、自然にてんかん発作が起こり始めるというものです。

キンドリングというのは「燃え上がる」という意味で、火打ち石でカチカチカチと何回もやっていればそのうち火が付いて来るという意味です。ですから、ごく弱い電気刺激の素でも、早めに取り除いてしまわないと、やがてとことん発作になじんでしまうことになり、てんかんがなかなか治り難くなるのです。成熟してしまった脳よりも、若くて幼い未熟な脳ほど、そのようになりやすいと言われます。

いかがですか。こういう事実からも、やはりてんかんでも、他の病気と同じように早期発見、早期治療がとても大切だということがお分かりいただけたでしょうか。早く、正確な診断をして、抑えられるものならできるだけ早く発作を抑えてしまうことが第一です。

5. てんかんに種類があるのか?

てんかんにはいろいろな種類があります。

部分か全般か　→薬の選び方が違ってきます。

脳内の電気ショートが脳の一部分から起こり始めて拡がって行くのか、あるいはいきなり脳全体が一挙に電気ショートするのかによって、てんかんを〝部分〟てんかんと〝全般〟てんかんとの二つに分けることができます。こういう電気ショートの始まり方の違いは薬を選ぶ時に特に大切です。部分てんかんに良く効く薬が全般てんかんには全く効かないことがあります。またこれとは逆の場合もあります。ですから、てんかんなら何でも同じだろうと、やみくもに適当な薬を飲ませても、全く効かないどころか、取り合わせが悪いとかえって発作をひどくさせてしまうこともあります。

脳の表面にはたくさんの皺がありますが、この皺のすぐ下には神経細胞がぎっしりと並んで詰まっている層があります。この層を大脳皮質といいます。この大脳皮質のどこか一部の神経細胞の塊から、何かのきっかけで突然電気ショートが起こったとします。そうすると、もともとこの神経細胞の塊が請け負っていた仕事が、この電気ショートの巨大なエネルギーのお陰で突然にとんでもない勢いで処理されてしまいます。すなわち神経細胞の塊の突然のスタンド・プレイが行われてしまうのです。これがふだんではとうていできないような動作や効果として現われ、突然変な様子になったと思われるのです。これが部分てんかんの発作症状で、これを部分発作と言います。

このような部分発作は、たとえばもし手を動かす仕事をしている神経細胞の塊が電気ショートを起こしたとすれば、手が勝手に突っ張ったり、あるいはガクガクと震えたりします。また、たとえば物を見るような神経細胞の塊が電気ショートを起こしたとすれば、本当は見えるはずのないセサミ・ストリートのアーニーの顔が目

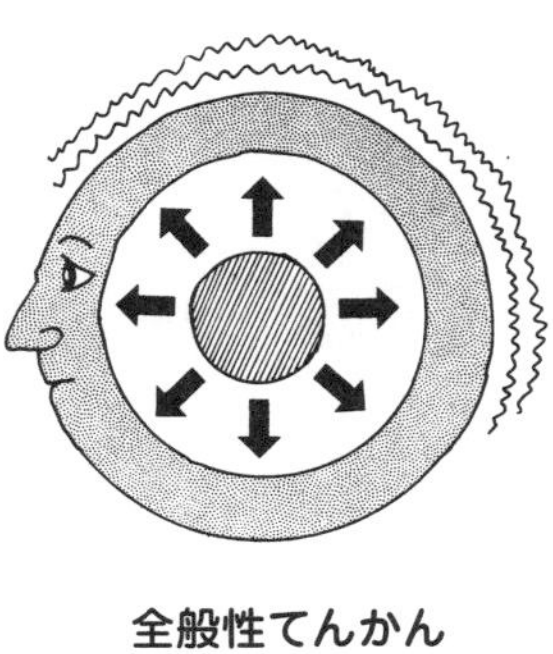

全般性てんかん

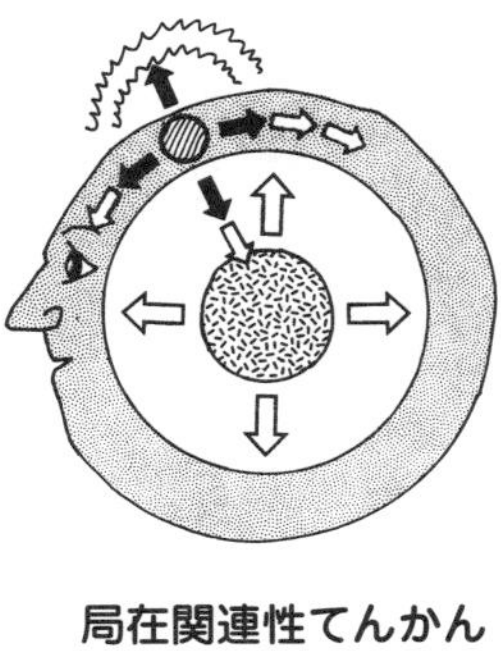

局在関連性てんかん

の前に突然浮かび上がって来るという錯覚に陥ります。

部分てんかんは、その電気ショートが脳のどの部分から起ってくるかによって、更に細かく分類されます。たとえば、前頭葉という脳の前の部分から発作が起こって来るなら〝前頭葉てんかん〟、後頭葉という脳の後ろの方から発作が起こって来るなら〝後頭葉てんかん〟、というように脳の区域別の名前が付けられます。他にも、ちょうど耳の内側に、両側の脳が前下方に延び出したような形をしている側頭葉という部分から起こるてんかんのことを〝側頭葉てんかん〟といいます。後でお話ししますが、この側頭葉てんかん

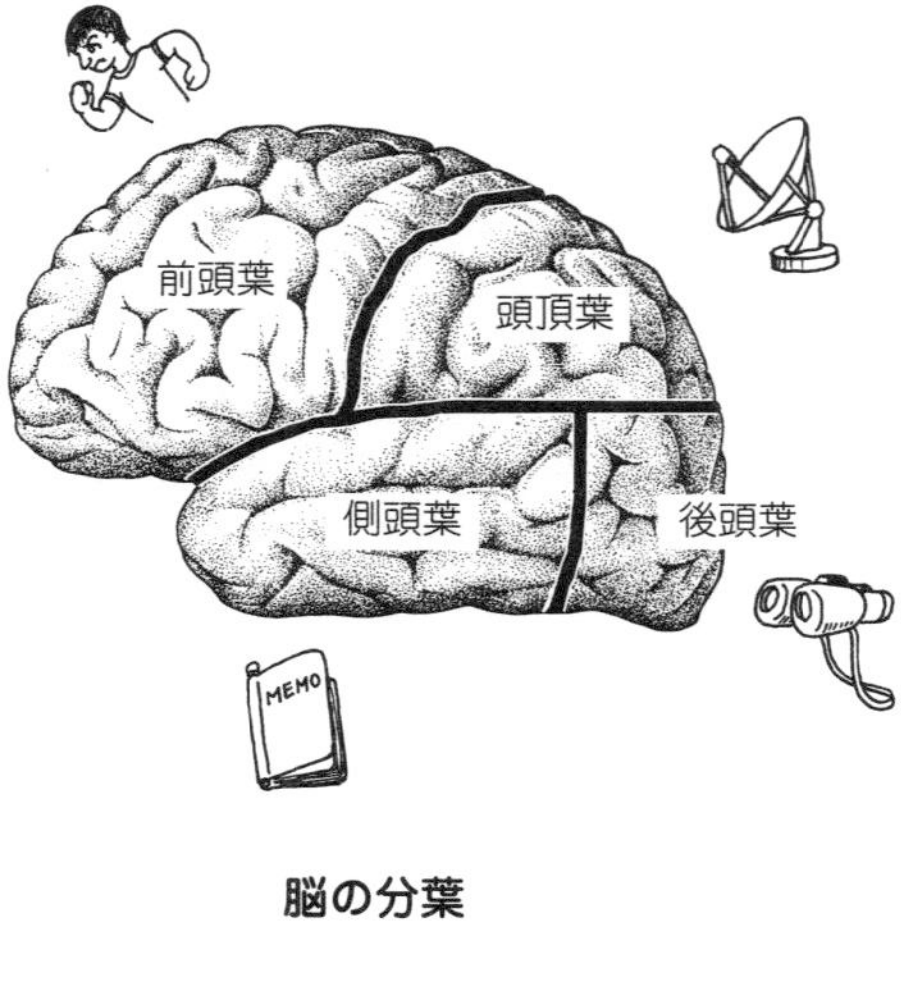

脳の分葉

は時折むしろ厄介なてんかんの中に含まれ、いろいろな問題を引き起こします。

さて、部分てんかんは脳の一部から電気ショートの火の手が上がりますが、そこから周りへ飛び火してじわじわ（いつもじわじわというわけではなく、時にはあっという間に燃え拡がります）と燃え拡がり、それに応じて現われて来る発作の症状もどんどん変化して行きます。そのとてもみごとな例が〝ジャクソン発作〟というものです。これは始め、手を動かす脳の部分から電気ショートがスタートして手がピクピクという症状から始まりますが、次々と隣の部分に燃え拡がり、片方の手→前腕→上腕→肩→全身、というように発作のピクピクあるいはガクガクという症状がどんどん進んで行きます。こういう発作症状の変化のことを〝ジャクソン・マーチ〟といいます。マーチとは、「行進」という意味です。すなわち発作の症状が身体の上を行進するという意味です。こうして最終的に脳全体に電気ショートが燃え拡がると大発作になります。余談ですが、〝ジャクソン〟とは人の名前で、正しくはイギリスの神経科医ジョン・ヒューリングス・ジャクソンです。驚くべきことに、彼は一九三〇年代に人の脳波が発見されるより前に、既にてんかんが脳の電気ショートによって起こることを確信を持って予言していました。

さらに余談ですが、彼の妻エリザベスは彼の従姉妹で、結婚後間もなく脳血栓静脈炎の後遺症として、このジャクソン・マーチを起こすようなてんかんになってしまいました。

発作は頻発し、十一年後にエリザベスは亡くなります。しかし彼は以後再婚することなく、やもめ暮らしを続けました。彼の毎夜の晩餐の食卓には、エリザベスの食膳がしつらえられていたといいます。彼がその生涯を掛けたてんかん研究の動機として、愛する妻エリザベスの不治の病が特別に重要な役割を演じたことは否定できません。また、ジャクソンの伝記に「症例Z（ゼット）」という、側頭葉の内側に脳腫瘍を持ち、側頭葉てんかんの発作に悩まされる若い男性の患者が登場しますが、彼は内科の医師だったといわれます。

さて一方、全般てんかんは大脳皮質の下のそのまた下にある、ちょうど地球の中心部の核の部分と同じような場所が震源地になるといわれます。この脳の真ん中の深い所にある神経細胞の大きな塊が突然電気ショートを起こすと、この衝撃が放射状に脳全体に拡がって脳の表面が一斉に電気ショートしてしまうという考えに基づいています。この時大脳皮質はどこの区域でもスタートを申し合わせたように揃って巨大電流を流し始めます。ですから、全般てんかんの発作は、部分てんかんの発作のように始めは規模が小さく後で燃え拡がって大きくなるものではなく、始めから終りまで同じ大きさで続きます。

しかし、往々にして、部分か全般か決め難いてんかんがあります。この場合は〝分類不能〟ということになります。ちょうど分類箱から漏れた物のごみ溜めのようなものですが、将来、この中から改めて部分か全般かに分類し直されるものもあるはずです。

症候性か特発性か→治りやすいかどうかが違ってきます。

てんかんの分類でもう一つ別の見方で分類する方法があります。それは、原因やあるいはてんかん以外の脳の障害がはっきりしているのかどうかという分け方です。この分け方には前述のような「部分か全般か」という分け方と全く違った意味があり、大ざっぱに言って治りやすいかどうかにつながります。

先にもお話ししたように、一般に、脳の形や働きが損われているという原因がある場合、てんかん発作はこれを地盤として引き起こされてきます。このようなてんかんを〝症候性〟てんかんといいます。この場合、てんかん発作だけを抑え込むことはたいてい困難で、その地盤としての原因を解消しない限り、てんかんは治らないことになります。しかし、中には例外もあり、こういう根強い地盤があっても簡単に治ってしまうこともありますから、あまり一概には言い切れません。

これに対して、可能な限りあらゆる原因探究の検査をしても脳の形や働きが損われているわけではなく、原因が全く分からないてんかんがあります。この内、特殊なタイプが幾つか分かり、それを〝特発性〟てんかんといいます。この中には、家族に同じタイプのてんかんがよく見られるものがあり、遺伝性が強く疑われるものがあります。その一つ〝若年ミオクロニーてんかん〟は、特定の遺伝子が原因していると分かりました。しかし、このタイプと全く同じ症状なのに、遺伝子の関係しないような例もあり、まだその遺伝子だけが原因かどうかという疑問を完全に解決できたわけではありません。今や日本を含め世界中で、てんかんの原因遺伝子の発見に血眼になっています。近い将来、特発性てんかんについて、すべてのタイプで原因遺伝子が発見される日が来るかも知れません。もしそうなっても、こういう特発性てんかんは基本的に薬で簡単に止まりやすいため、なにも大げさな遺伝子治療の必要はありませんので、あまり画期的な治療法の発達にはつながらないかも知れません。しかし、一部の難治特発てんかんで、遺伝子が神経細胞膜にあるイオンや伝達物質の出入り口（チャンネルと言います）の構造や働きを歪めていることが分かってきました。こういう遺伝子を持つてんかんを「チャンネル病」とも言います。こういうチャンネル異常を改善できるような薬が開発されれば、それこそ大いなる福音となるでしょう。

さて、先の二つ、即ち症候性と特発性という群以外に、もう一つごみための様な群があります。それは〝潜因性〟という群で、今のところ可能な限りあらゆる原因探究の検査をして症候性とは言い切れないが、何か脳の働きを損ねる原因が陰に潜んでいるのではと疑われるてんかんのことを言います。原因が何か「潜んでいる」という意味で、〝潜因性〟と呼ぶのです。この中には、将来、より精密な原因探究のための検査法が開発されれば、症候性てんかんとして分類し直されるものもあるでしょう。

さて、こうして基本的なてんかんの四分割がなされるのですが、ちょうど円いケーキを四等分するようなやり方です。まず、部分か全般かで半分に、次に特発性か症候性かでこれを更に二分割するわけです。こうすると四分割された一つ一つの切れ端は、〝特発性部分てんかん〟、〝特発性全般てんかん〟、〝症候性部分てんかん〟、〝症候性全般てんかん〟というグループになります。そしてこれらから外れてしまったものは、番外ものとして、〝潜因性部分てんかん〟、〝潜因性全般てんかん〟、〝潜因性分類不能てんかん〟、〝症

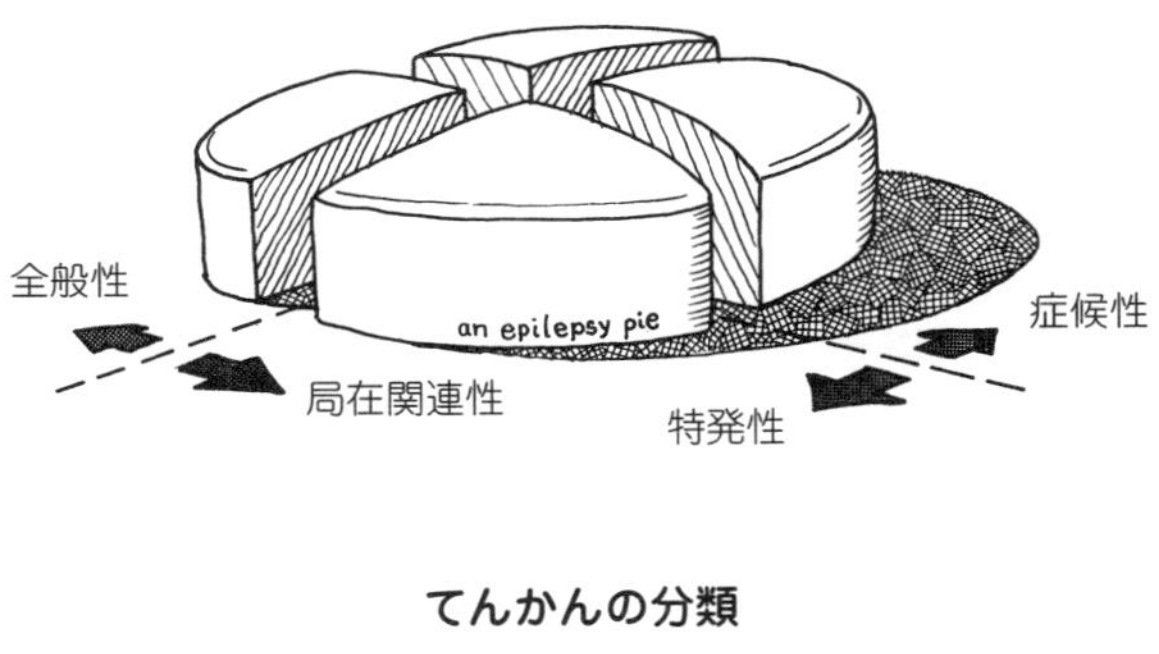

てんかんの分類

候性分類不能てんかん〟などという、文字通りよく分からないようなファイルに入れられてしまうことになります。

巻末の表2、表3にてんかんの分類をお示しします。表3は二〇〇一年に作られた新しい国際てんかん分類ですが、未だ正式には使われておりません。

主なてんかんの事例

よく見られるてんかんの種類について、いくつか具体的な事例を示して少し詳しくお話ししましょう。

・小児良性部分てんかん

小二の健太君に起こった睡眠中のけいれん発作

小学校二年生の健太君は、お父さんお母さんと一緒に湯沢にスキーに行きました。お天気が良くて、遠くの雪をかぶったきれいな山々が見渡せてとても楽しい一日でした。もうとっぷりと日が暮れた頃、スキー場のレストランで夕食に大好きなオムレツを食べました。そして帰り道、お父さんの車の中で一日の疲れが出てうとうとと寝入ってしまいました。

後ろの席で、お母さんにもたれてしばらく静かになったと思うと、突然片方の唇と頬がヒクヒクと引きつり、目を開けて目玉も片方に寄ってきました。そしてよだれが口からどんどん流れて名前を呼んでも反応がありません。そのうちに片方の肩や腕もピクピクしてきましたが、その後すぐにけいれんは止まってしまい、健太君はそのまま、またすやすやと眠ってしまいました。お母さんがあわててお父さんを呼んだのですが、車はハイ・ウェイを走っていましたから、お父さんはそのまま走り続けました。健太君は今まで高い熱を出してもけいれんを起こしたことはなく、お父さんもお母さんもとても不安になってしまいました。

これはとても治りやすいてんかんです。子供の時代にしか見られません。たいてい小学生で、このお話しのように、たとえばスキーに行った帰りの車の中で、疲れてうたた寝をしている最中に、突然片方の顔面が引きつり、喉がグッグッと鳴り、引きつった顔面と同じ方の手がガクガクとけいれんし、よく見ると目玉も引きつった顔面と同じ方を向いて、よだれがだらだらと流れ出てきます。我が子のこんな変り果てた様子を初めて見ると、親は気が動転して大慌てをしてしまいます。そしてすぐに救急車を呼ぶか、あるいは自分の車で直接病院に駆けつけます。しかし、病院に着いた時には、既に発作は治まり、本人はケロッとしているか、あるいはスヤスヤと寝ています。医者は簡単に診察して異常がないことを確かめると、「てんかんの疑いがあります。いずれ脳波を取りましょう。」と言って、すぐに家へ返してしまうでしょう。

ところで、親が大いに驚き慌てて、絶対に意識がないだろうと思うような発作ですが、本人はこの発作の最中に意識がそのまま保たれ、ただ「おかあさん」と叫びたいのに声が出ない、しゃべれない、だけのことがよくあります。本人は、親が大慌てしているのを全部見ていて、発作の後でその話ができるのです。

このてんかんは、たいてい睡眠中に起こり、寝がけや起きる前の眠りのやや浅い時点でよくみられます。本人は、発作で目が覚め、片方の頬の粘膜が痺れたり、舌が膨れあがったような感じがして、喉が勝手にグッグッと鳴ってよだれがどんどん口の中に溢れてくるのが分かります。また、片方の頬が勝手にピクピクしたり、同じ方の手がカクカクとけいれんするのも分かります。

脳波はとても派手な異常がみられ、慣れない人が見るとかなりひどいてんかんの一種と思われるのですが、実際は派手な異常があるから治り難いということはまずありません。寝ると特に頻繁に出るのですが、前ローランド野といわれる、ちょうど手や顔の運動を請け負っている脳の部分からやや太めの先の尖った波（棘波といいます）が現われます。これが〝ローランド発射〟と呼ばれるこのてんかん特有の異常脳波です。この棘波はけいれんする顔面や手とは反対側の脳に現われます。ですから、逆に脳波を見れば左右どちらの顔面や手がけいれんするのか分かります。

このてんかんは、診断がはっきりついて、本人や親が納得すれば、極端な場合には、全く治療をしなくても十五歳（すなわち中学卒業）までには自然に治ってしまいます。それでも、普通は数える程しか起こらない発作ですが、発作が頻繁に起こることもあり、そうなると日中でも学校で居眠りをしていて起こる恐れもあります。こういう時には一定期間、薬を飲んでもらうこともあります。

・パナイトポウロス症候群

別名、早発型小児良性後頭葉てんかんとも言いますが、後頭葉てんかんとしての特徴である視覚症状は確認されていません。脳波も必ずしも後頭葉のみに限られず、未だなぞの多い新しい症候群です。

幼稚園年少さんの加奈ちゃんが起こした睡眠中の嘔吐と意識障害発作

加奈ちゃんは幼稚園の年少さんで、とても活発なお嬢さんです。ある日、幼稚園のお昼寝の時、突然ムクッと起きあがり、顔色が悪くなり、「おなかが痛い」と言ったかと思うと、「ゲボッ、ゲボッ」とお昼に食べたお弁当を残らず戻してしまいました。その直後、目をかっと見開いて両方の目玉が片方に寄ったままになり意識がなくなってしまいました。保育士の先生が「加奈ちゃん、加奈ちゃん」と呼びかけてもまるで無反応で、しばらくしてもいっこうに意識が戻る気配がありません。身体は少し硬くなり、全体的にピクン、ピクンとリズミカルにけいれんしているようでした。

これは大変な事になったと、園長先生が加奈ちゃんのお母さんに電話連絡して、救急車も呼ばれました。救急車がやってきても、加奈ちゃんはまだ意識が戻らず、病院に運ばれてから、けいれんを止めるお薬を注射されてやっと気が付きました。熱はなかったのですが、意識のないけいれん状態がとても長く、何か重大な病気が起こったに違いないと園長先生をはじめ両親もかなり心配になってしまいました。

これがパナイトポウロス症候群という、最近になってその存在が広く認識されるようになった、二番目に代表的な小児良性てんかんの典型的な症状です。実際、小児の熱性けいれん以外のてんかんの約四分の一を小児良性てんかんが占めると言われ、その六十五％位が前述の小児良性部分てんかんです。

パナイトポウロス症候群は、小児良性てんかんの四分の一を占めると言われ、それほど希ではありません。意識のない状態が十五〜二十分以上続くことがあり、そういう意味では「重積発作」があるとも言えるのですが、診断のポイントは、発作症状の一部として「嘔吐」と「眼球偏倚（両方の目玉がどちらか片方に寄ったままになること）」があることです。もしかしたら、以前は「自家中毒」のひどい状態と言われていた場合もあったのかも知れません。たいてい発作は数回以内でおさまり、カルバマゼピンというお薬がよく効いてすぐに治ってしまいます。

病名のパナイトポウロスというのは、この病気のことを初めてまとめて報告した小児科医の名前です。脳波をとると、よく後頭部にてんかん波が見られるため、はじめのうちは後頭葉てんかんの一つと考えられていました。しかし、ごく最近では前述の小児良性部分てんかんが合併する例があったり、脳波所見でもローランド発射（中心側頭部から発射されるてんかん性異常波のこと）がいっしょに見られる例があったりしたことから、これらの二つの良性てんかんはお互いに非常に近い関係があり、脳の発達の途中で一時的にてんかん発作を起こしやすくなるという素質から来るものであるという考え方が有力になり、熱性けいれんと同じように「てんかん」という病名は使わず、「良性小児けいれん準備性素因症候群」としてとらえようという提案が、パナイトポウロス先生自身からなされています。

・小児欠神てんかん

授業中でもお家でも時々ボーッとなる小学一年生の梨奈ちゃん

梨奈ちゃんはこの春ピカピカの一年生だったのですが、毎日張り切って学校に通っていたのも束の間、夏休みが終わって秋の新学期が始まった頃からか、ときどきボーッとしている時が見られるようになりました。本人には、よく分からないようですが、ときに「梨奈ちゃん、梨奈ちゃん」と何回も呼びかけてもすぐに返事がなく、しばらくしてはっと我に返ったように「はいっ」と返事をすることもあります。始めは、小学校に入ってしばらくしたので疲れたり、いろいろと悩みがあって何か考え事をしているのかな、と思っていた両親も、学校の先生からも梨奈ちゃんの学校でのそのような様子を聞いて、とても心配になりました。かかりつけのお医者さんに相談したところ、それはもしかしたらてんかん発作かも知れないと言われ、両親はますます心配になってしまいました。

これもとても治りやすいてんかんです。これは幼稚園や小学生の女の子によく見られるもので、突然意識が途絶え、数秒から数十秒間ボーッとした後にまた突然意識がもどるという発作が起こります。そしてこの発作の間の記憶は完全に抜け落ちて、まるで映画のワンカットが突然飛んでしまうような感じになります。たとえば授業中に皆で音読していた国語の文章が、気が付くと突然先に行っていたりします。本人は突然意識が途絶え、そして突然次の意識が戻った瞬間にワープしたように感じるのです。意識が途絶えている間は倒れることはないのですが、たとえば交差点の前で発作が起こったりすると信号を無視して歩き続けることもあり、横断歩道に出てしまうかも知れず危険です。しかし実際こういう発作で交通事故に遇ったという報告はあまりないようです。というのは、他の発作もたいていそうなのですが、気が張って緊張している時には発作は起こり難く、逆にほっと気が緩んだ心の隙によく起こりやすくなります。ですから、ここで発作を起こしたら大変だと本人がある程度緊張している時にはめったに発作を起こすことはありません。こういう自己防御の体制が何かの拍子に崩れてしまった時に発作が起こりやすく、また危険になりやすいものです。

このてんかんは放っておくと発作は止まりませんが、知恵の遅れが出てくることはありません。しかし、注意散漫になって学校の成績は下がるでしょうし、何よりもやはり危険な目に遇いやすいでしょうから、発作はできるだけ早く止めるに越したことはありません。

また、まれですが大発作が起こることもあります。幸い、バルプロ酸という薬がとてもよく効いて、完全に治ってしまいます。

脳波は、槍と丸屋根とが交互に続くような〝棘徐波結合〟という特徴のある異常波が脳全体から起こり、特に発作の最中は連続して見られます。発作の最中に、瞼がわずかにピクピクと動いたり、あるいは口をモグモグとさせたり、手を動かしてモソモソしたりすることもありますが、本人は全く意識がなく、こういう動作のことを、発作と関係した自動的な運動という意味で〝自動症〟といいます。

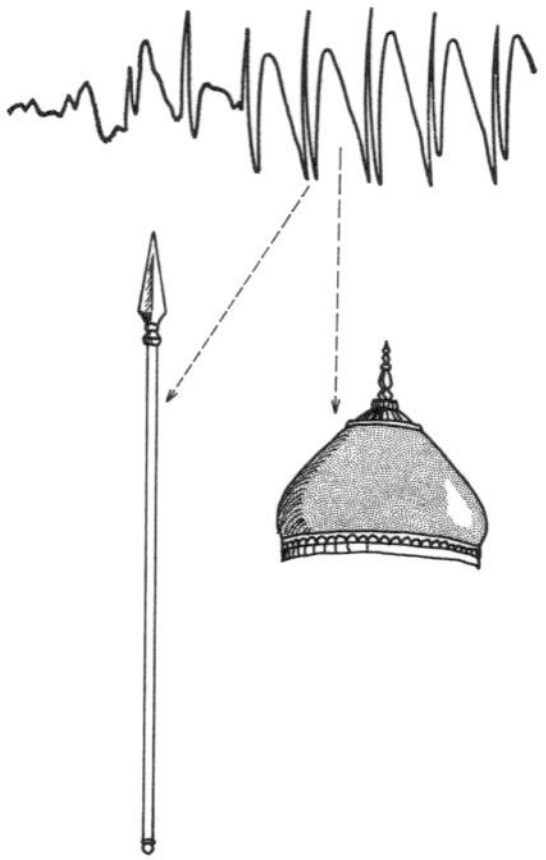

欠神発作の時は槍と丸屋根がでる？

・若年ミオクロニーてんかん

中三の翔太君がある朝突然大発作を起こしたこと

翔太君はとても活発な中学の男子です。中三の受験の学年になってから、毎晩遅くまで起きて、勉強するようになりました。一学期の中間試験の前の日はいつもより遅くまでがんばって勉強していました。ですから、このところしばらく睡眠不足が続いていました。試験当日の朝、いつものように起きて学校に行く支度をしている最中、突然倒れて全身のけいれんを起こしました。けいれんは二〜三分でおさまりましたが、お母さんがあわてて救急車を呼んだので、病院に一日入院することになり、試験は受けられませんでした。翔太君はけいれんの起こる寸前に手がピクッとなったのを覚えていましたが、その後突然意識がなくなったそうです。半年程前から、朝起きて学校に行くまでの間、ときどき手がピクッとなったり震えたりすることがあったのですが、試験勉強で焦っているからだと思っていました。また最近、朝お味噌汁を二回ほど続けてこぼしてしまい、お父さんにそそっかしいと注意されていました。お医者さんは、「薬をちゃんと飲めば受験には差し支えはないですよ」、と言いましたが、「でも、あまり夜更かしはしない方が良いでしょうね」と注意されました。

これは別名〝ヤンツ症候群〟とも呼ばれます。ヤンツはドイツのてんかん学者で、このてんかんについて初めて詳しく報告しました。最近このてんかんには特定の遺伝子が関係していることが分かってきました。このてんかんはよく見逃されたり、他のタイプのてんかんと見間違われ全く効かないような薬が使われて治っていないことがよくあります。

このてんかんの最も特徴的な発作は、朝起きてからしばらくの間に起こるミオクロニー発作です。これは主に両手が突然ピクンと勝手に動いて、たとえば歯ブラシを放り投げてしまったり、お味噌汁のお碗を落としたり、なんだかイライラしてそそっかしくふるまっているように思われることもあります。本人もよく分からず、朝学校や仕事に行く前にイラついてへまをやってしまうと思っていることがあります。ですから、もし診察した医者がこの病気のことをあまり知らない時はこういう症状を単に癖として無視することがあります。そうすると、もはやこの病気はなかったのと同じことになってしまいます。そしてもし大発作が起これば、その時改めて気付かれることになります。思春期以後の若い大人でこういうエピソードを聞いたら、是非この病気を思い浮かべたいものです。バルプロ酸が良く効いて発作は止まり、全く普通の生活ができますが、薬を止めるとまた再発することもあります。気長に薬を飲み続けた方がよいでしょう。

脳波の特徴は、槍が二〜三本続いて出た後丸屋根がつながります。こういう異常波が脳全体に見られますが、何回もつながって出ることはなく、たいてい一〜二回の槍—丸屋根で消えてしまいます。丸屋根は一秒間に三回よりも少したくさん出る位の細かさです。

・点頭てんかん（ウエスト症候群）

六ヵ月になった智久ちゃんのヒクンヒクン発作

智君はようやく生後六ヵ月になり、寝返りやお座りもよくできるようになりました。機嫌も良くて誰を見てもニコニコよく笑うので、家中の人気者です。ある日、お昼寝から覚めて、ちょっとボーッとしていました。お母さんが抱き起こそうとすると、智君が突然びっくりしたように一瞬ヒクンとなりました。ちょっと気分が悪そうです。そして十秒程してからでしょうか、突然またヒクンとなりました。その時一瞬目玉が少し上目使いになるようです。その後も、やっぱり十〜十五秒毎にヒクンが何回も出てきて、とうとう智君は嫌がって泣き出してしまいました。お母さんは心配になって智君を抱き上げてあやしましたが、抱っこしていても何回かヒクンがあり、その度に智君は一瞬の間ですが全身に力を入れているようでした。しばらくするとヒクンヒクンは自然におさまって、智君はまたうとうとし出しました。お母さんはヒクンヒクンを正確には数えられませんでしたが、二十回位は続いたようでした。次の日もまた次の日も、智君は寝起きにヒクンヒクンをやりました。そしてその回数が少しずつ増えてきました。初めは癖かなと思っていたおじいちゃんやおばあちゃんも、最近智君があまり笑わなくなったので、心配になってきました。かかりつけのお医者さんに相談したところ、それは点頭てんかんかもしれないから、早く検査をして下さいと言われました。それを聞いて家族全員がびっくりしてしまいました。

これは赤ちゃんのてんかんで別名〝ウエスト症候群〟といいます。ウエストとはイギリスの小児科医の名前で、この医師の息子が点頭てんかんだったといいます。彼は自分の息子の病状を細かく記録して学会に発表しました。これが点頭てんかんすなわちウエスト症候群の正式な最初の報告になりました。この「ランセット」というイギリスの伝統ある医学雑誌の原文を読みますと、当時ウエスト医師が、いかに自分の息子の病状が悲惨であったか、また何か良い治療法があったら是非とも教えて欲しいという切実な訴えが、ひしひしと伝わってきます。〝点頭〟を「転倒」と勘違いして、「倒れる」てんかんと思ってしまうかも知れません。しかし点頭とは「頭を前に曲げてコクリとうなづく」という意味です。

このてんかんの発作は一瞬頭を前に曲げてコクリとうなづくという動作が何度も繰り返して起こり、数分の間に何十回もうなづくのです。ですから、こういう発作があるのを知らないで、この子はよくコクリコクリとする癖のある子だと思って、見逃していることも少なくありません。しかし、放っておくとそのうち赤ちゃんの発達が遅れてきてしまいます。中にはお座りやハイハイができていたのがまたできなくなってしまうこともあります。

脳波を取るとこの病気特有の振幅の高いめちゃめちゃなてんかんの波が見られます。まれにビタミンB６の大量投与で発作が止る例もありますが、特効薬はアクス（ＡＣＴＨ）という薬の注射です。およそ三分の一はこの薬でみごとに発作が止まります。しかし残りは発作が止まらないか、あるいは別の形の発作に変わって行きます。このてんかんは全般てんかんですが、発症前に全く正常な赤ちゃんの場合は〝潜因性〟とされ、発症前から脳の障害がはっきりしている場合は〝症候性〟となります。潜因性の方がよく治ります。

この点頭発作は、脳の奥底、脳の幹に当たる場所から起こってくるといわれていたのですが、最近はまず大脳の表面から電気ショートが生じて、それが脳の幹に当たる場所に飛び火して起こってくるものもあるということが分かってきました。

・レンノックス・ガストー症候群

幼稚園年長組の博君の万歳をして唸る発作

博君は元気な幼稚園年長さんです。それまではとても活発な男の子でした。でもある日の午後、少し眠そうにしているなと保母さんが見ていると、突然椅子に座ったままで首をガクンと前に曲げ両肩が上にあがって両肘を外に突っ張るような動作を始めました。同時に「うー」という唸り声を挙げ、その後少しピクピクしたと思うと机にうつむいて動かなくなりました。保母さんはあわてて博君を抱き起こして「博君、博君」と名前を呼んだのですが、ボーッとしていて返事をしません。保健室に連れて行って寝かせているとしばらくして気が付きました。お母さんにそのことをお話しすると、つい数日前にも同じような出来事があり、何だろうと思って様子をみておられたそうです。でも、繰り返して起こったので、明日かかりつけのお医者さんに診てもらうということです。後で考えて見ると、この頃少し眠そうにしていることがよくあったようです。疲れているのかなと思って、別に気に止めてはいなかったのですが、今になるとやはり何か変化が出てきていたのでしょう。

これは子供のてんかんで、なかなかよくならず困った病気です。レンノックスもガストーも人の名前です。レンノックスはアメリカ、ハーバード大学の小児科医で近代てんかん学の開祖といえる人です。またガストーはフランス、マルセイユのてんかん学者で、その後の近代てんかん学を大いに推し進めた人でやはり開祖的な存在です。この二人の医学者の名前を取って、この医者泣かせの、いや患者と家族泣かせのしたたかな病気の名前ができました。

このてんかんの特徴的な発作は、〝強直発作〟といわれるもので、体の縦の中心軸に沿った筋肉に数秒間勝手に強い力が入ってしまいます。口をへの字にして両手が挙がり、頭を前かがみにして前方に倒れて行きます。まるで木が倒れるようにドーンと前に倒れてしまうので頭や顔面を打って怪我をすることがあります。この他にも別のタイプの発作が同一の患者に見られることがあります。たとえば〝欠神発作〟です。これは正確には〝非定型欠神発作〟といいますが、何だかボーッとしていてどの時点からどの時点までがその発作なのか全然区切りが分からないような、意識の薄くなる発作です。脳波を取っていれば、その間に脳全体から緩い発作の波が現れますから、たいていはそれと分かります。欠神発作では患者は倒れません。

他にもミオクロニー発作という、体が突然ビクンとするような発作がみられることもあります。この時は意識は途切れませんがはずみで倒れてしまうことがあります。またこの瞬間に引き続き全身の力が抜けてまるでマリオネットの人形が鋏で糸を全部切られたようにドサッと倒れてしまうことがあります。これを〝脱力発作〟といいます。この発作でも頭や顔を打って怪我をすることがあります。この病気はこういうバラエティーに富んだ発作が毎日のように起こりますから、全く油断ができません。

もう一つとても困る問題は、この病気になると言葉や知恵の伸びが滞って、特に知恵の発達の急速な時期だとどんどん遅れが出てしまいます。それでも発作が止まればなんとかかなりの所までは追い付くことがありますが、やはり何とも苦しいことになります。むしろ発作以外のこういう問題の方が日頃の生活に響いてきます。

このてんかんは、博君の例のように全く健康な子供に突然起こることもありますが、赤ちゃんの時にウエスト症候群だった人がいったん治ってから、またこの病気に罹ることもあります。あるいは、ウエスト症候群が全く治らずに続いていると年齢が高くなってこのレンノックス・ガストー症候群に変わってくることもあります。

脳波の特徴は、起きている時は脳全体から出る〝遅棘徐波〟と、寝ている時はクシの歯のような尖った波の連続です。〝遅棘徐波〟というのは棘のような波と丸屋根型をした波とが交互に続いて出てくるのですが、その一回ずつが一秒間に二回半よりも少ない回数しか出てこないということです。こういう波がしっかりと続いて出てくる時には非定型欠神発作が起こっていることがあります。また寝ている時にクシの歯のような波が連続して出て来ると、呼吸が乱れたり、薄目を開けたりすることがありますが、これも強直発作の一番軽いものと考えられています。

・側頭葉てんかん

中二の恵理さんがとった記憶にない行動

中二の恵理さんはバスケット・ボール部のメンバーで、ダンク・シュートの得意な背のスラリと高いお嬢さんです。ある日の夕方、部活の後、皆で喫茶店に寄ってソーダを飲んでいました。突然、恵理さんはボーッとし出しました。その直前に少しキッとしたきつい目つきになりましたが、ほんの一瞬だったのですぐそばでお話しをしていた美由紀さんしかそのことは分かりませんでした。恵理さんはしばらくボーッとした後、今度は口をピチャピチャと鳴らして回りをキョロキョロと見回しました。まるで回りにいる人を全く無視しているかのようでした。そしていきなり立ち上がろうとしたので、美由紀さんはあわてそれを抑えようと、恵理さんの肩に手をかけました。すると、恵理さんは「ううん」と真顔になって怒り、美由紀さんの手を振り払ってしまいました。普段、恵理さんにそんなにされたことは一度もなかったので、美由紀さんを初め一緒にいた皆はびっくりしてしまいました。後で聞いてみると、恵理さんはこのことを全く覚えていませんでした。本人は「うっそー」と言ってごまかし笑いをしましたが、そういえば、一週間前にお母さんが「恵理ちゃん、ちょっとおかしかったよ」と言っていたのが気になりました。

部分てんかんで思春期から青年期にかけて発症する少しやっかいなものが側頭葉てんかんです。ちょうど耳の奥の真上に側頭葉という脳の部分が左右両側にあります。この更に奥の方に扁桃核（アーモンド）と海馬（竜の落とし子）と呼ばれる正にそういう格好をした小さな脳の組織の塊があります。ここは太古の昔、人がまだ野獣だった頃、何かを臭いで見分けるような記憶を頼りにしていた、という名残だといわれている脳の部分です。この部分はどういうわけかてんかんの発作をよく起こしやすく、ネコやネズミなどの動物でも実験的にてんかんを起こさせて研究されている部分です。

ここから起こる発作は、まず本人自身が感覚として、嫌な気持ちがするとか、むかむかと込み上げてくる気持ちがするとか、あるいは突然に見知らぬ場所へワープしたような感じがするとか、奇妙な前触れがよくあります。実際、この発作の元になる場所が記憶の中

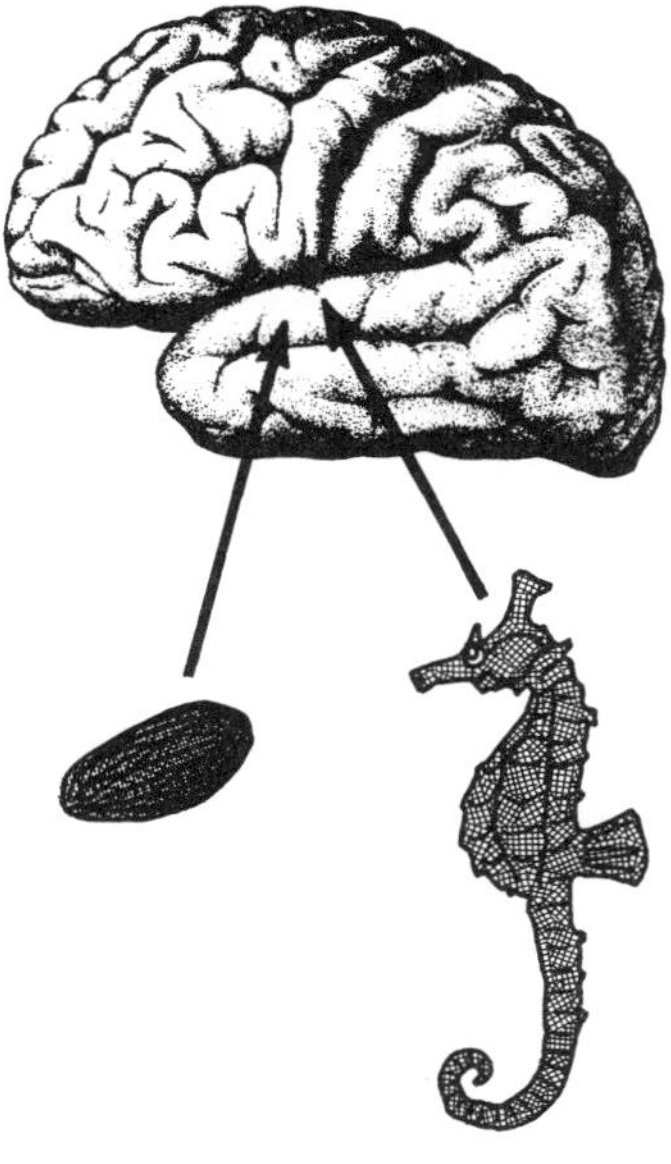

側頭葉にはアーモンドと竜の落とし子が
入っている？！

枢に当たるといわれていることからも、一時的に記憶の働きがおかしくなるような発作が起こることもあります。それが、フランス語のdèjá vu（デジャ・ヴュ）、jamais vu（ジャメ・ヴュ）といわれる現象です。デジャ・ヴュは日本語で既視感（既に見た感じ）といい、歌詞にもありますから、多分その意味もご存じの人もあると思います。本当は始めて見る景色が、とても慣れ親しんでいたもののように見えて、懐かしさまで感じるという、精神的錯覚のことです。一方、ジャメ・ヴュは未視感という錯覚のことで、ふだんよく見ていて慣れ親しんでいた景色が、全く見たこともないような奇妙な珍しいもののように見えてしまうという錯覚です。たまにこういう前兆のみがかなり長く続くこともあります。

そして本人はその後気を失ってぐっと何かをにらんでいるような表情になります。その後口をペチャペチャと鳴らしたり、手で服のボタンをそわそわとまさぐったり、ちょっと変わったそれまでとはおおよそつじつまの合わないような行動を始めます。この時そばで見ていて変だと思って声を掛けても、上の空の返事をしますが、本人は全く覚えていません。中にはこういう意識のない状態で歩き回ったり、買い物をしたり、電車に乗ってとんでもない所に行ってしまう人もあります。先にもお話ししたように、こういう意識のない発作中の行動のことを〝自動症〟といいます。この発作はなかなか薬では治りにくいことがあり、放っておくと知能に影響は起こりませんが、記憶力が低下することがあります。

それは、この発作の起こる元が記憶を司る場所に当たるといわれるからです。

先程お話ししました、脳の中の〝扁桃核〟と〝海馬〟の部分が少し縮んでいるような病的な変化が見られることがあります。これはもちろん例の「エム・アール・アイ」（後述）という断層写真を取らなければ分かりません。こういう変化は、小さい頃に熱を出してけいれんが長く続いた人によく見られると言われます。このように脳の一部に変化がある場合、その脳の一部を切り取ってしまうと発作が起こらなくなります。これが側頭葉てんかんの外科手術です。この外科手術は成功率がとても高く、薬で治らない人でも治ってしまいます。また、手術の前に十分精密に検査をしますから、脳が切り取られたことによる欠落症状はほとんどありません。側頭葉てんかんで、片方の側頭葉だけが発作を起こすとはっきり分かって、もし薬で治らない発作がある場合、この手術はとてもお奨めです。

6. てんかんの症状はどんなものか?

てんかんの症状はいろいろな種類の発作です。

てんかんの症状は発作です。そして、発作の時に脳内の電気ショートが脳の一部から起こるか、あるいはいきなり脳全体から起こるかによって、部分発作と全般発作との二つに分けられます。

このうち、部分発作は更に、発作の最中に「気を失うかどうか」で二つに分けられ、気を失わなければ〝単純部分発作〟、失ってしまうならば〝複雑部分発作〟といわれます。

また脳の一部分で生じた電気ショートが、すぐ隣の神経細胞の塊をどんどんと巻き込み水の輪が拡がるように脳内全体に拡がってしまうと大発作となり、このように一部から拡がってできた大発作を二次性全般化発作とも言います。

一般に、気を失うことのない単純部分発作は、まだ脳のかなり狭い部分の神経細胞の塊だけに電気ショートが留まっている時に見られます。電気ショートがどんどん拡がって、もう一方の大脳半球に及んでしまうと意識が保てなくなり、気を失ってしまいます。この気を失う前に、単純部分発作のことを本人が感じていて、それが前触れだと思っていることがあります。これを〝前兆〟（アウラともいいます）といいますが、この前兆そのものが既に発作のスタートで、単純部分発作なのです。

部分発作の症状はどんなものか？

単純部分発作の症状→発作の時に意識を失いません。

単純部分発作は、大脳皮質のごく一部の神経細胞の塊の中で電気ショートが起こっています。ですから発作の症状は、その神経細胞の塊が本来請け負っている脳の働きが、一時的に異常に派手に現われるか、あるいはその働きがだめになるかどちらかです。

たとえば、もし脳の表面の中心にあるローランド溝という、脳を前後に別ける大きな溝のすぐ手前で電気ショートが起こったとすると、そしてそれがもし左側の脳で、手を動かす仕事を請け負っている運動神経細胞の塊から起こったとします。すると右手が突っ張ったり、あるいはガクガクとけいれんする症状が出ます。この時、本人は意識がありますが、右手が勝手に突っ張ったりガクガクしたりするのを自分で抑えることはできません。まる

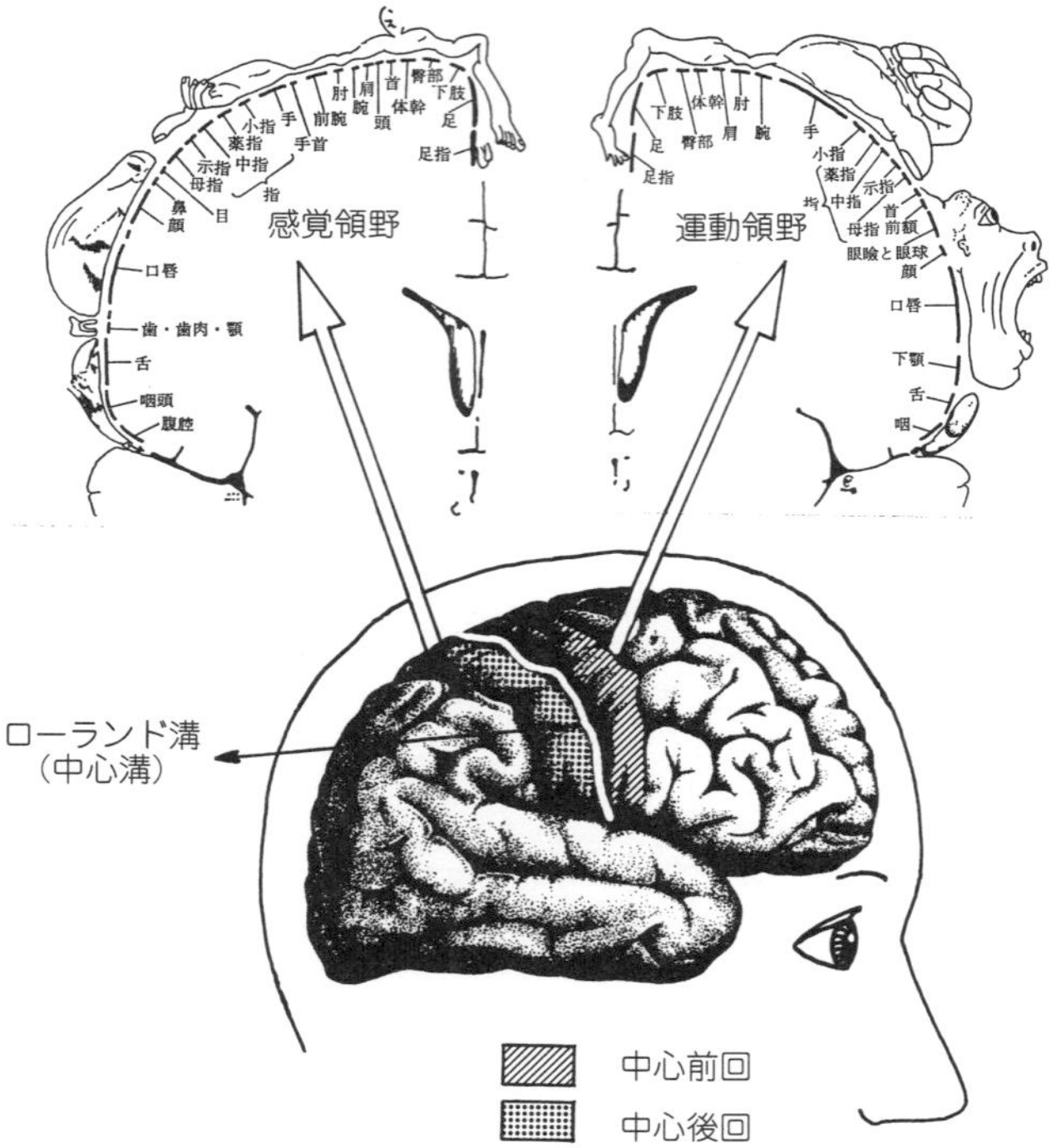

ローランド溝の前後には運動領野と感覚領野がある

で何か他の力が自分の右手を勝手に、しかも相当に力を込めて動かしているようです。こういう発作を〝部分運動発作〟と言います。そして、たいていの場合、こういう運動性の発作の終わった後三〇分から一時間位の間、けいれんしていた手が痺れて動かせなくなります。これを〝Toddの麻痺〟といいます。運動神経細胞の一塊が異常な電気ショートを起こして消耗して一休みしているのだと考えられています。ですから、一休みした後はまた元通りに回復します。

またたとえば、もしローランド溝のすぐ後ろにある、手の感覚を感じ取っている感覚神経細胞の塊が電気ショートを起こしたとします。もしそれが右側の脳で起こったとすると、発作の症状として、本人は左手がピリピリとしびれたように感じます。もちろん本人はこの時ちゃんと意識があります。こういう発作のことを〝部分感覚発作〟といいます。またもしたとえば、脳のかなり後ろ端で電気ショートが起こると、そしてそれが後頭部の物を見る中枢だったとすると、本当は何も見えないはずなのに視野の中に突然キラキラと光る円いミラー・ボールが現われて、目の前を移動します。もし左の後頭部から電気ショートが起こったとすると、視野の右にミラー・ボール（時にこれがＵＦＯだったりするかもしれません）が現われます。こういう症状のことを〝幻視(幻が見えるという意味です)〟といい、てんかん発作の〝視覚発作〟といいます。

このように部分発作にはたいてい左右の違いがはっきりと現われます。運動発作でも感覚発作でも、必ず脳の電気ショートを起こした側と反対側の身体の症状が現われるのです。こういう法則を利用して、発作の起こる側がいつも決まっている時、発作を起こす脳の部分がその反対側にあることが推定できます。なぜそうなるかというと、それは、アウト・プットのケーブルとしての運動神経の線維も、イン・プットのケーブルとしての感覚神経の線維も、ほとんど全部が首の少し上で左右に交差しているからです。ですから、左の脳は右半身を支配して、右の脳は左半身を支配しているのです。それから、ごく大ざっぱにいえば、脳の前半分はアウト・プット（すなわち、情

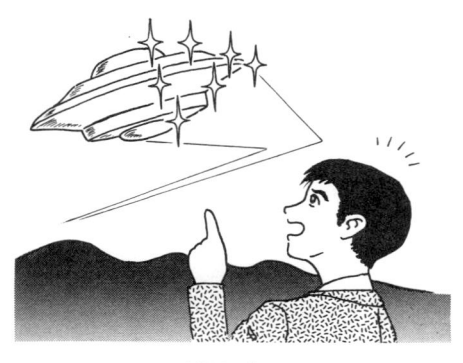

UFOが！

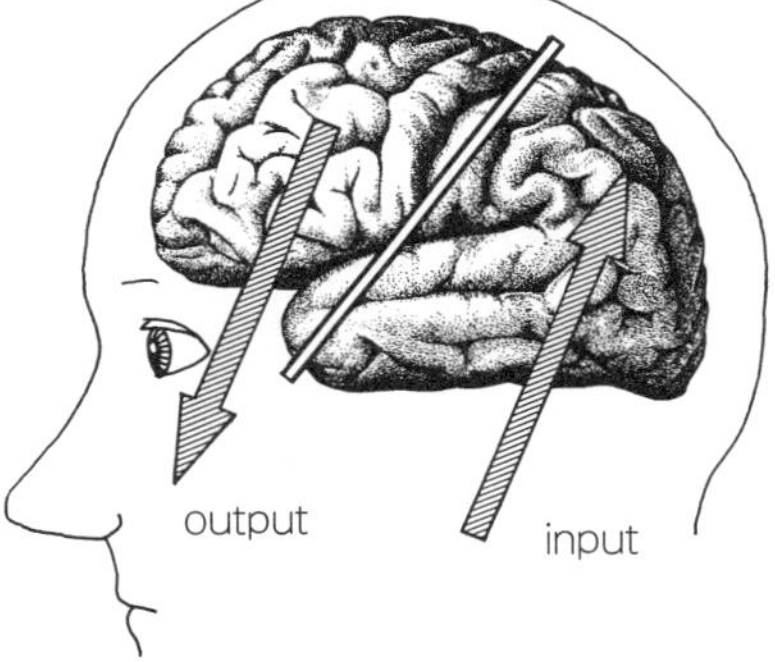

**脳の情報のイン・プット（input）と
アウト・プット（output）**

報を脳の外へ出力する）の働きをしていて、後ろ半分はイン・プット（すなわち、情報を脳の内へ入力する）の働きをしています。

また、人の左の脳には言語中枢という言葉という記号を使って情報を処理する部分がありますが、この部分から電気ショートが起こると、しゃべれなくなったり、あるいは突然ペラペラと変なことをしゃべったりします。これを〝失語発作〟とか、〝発語発作〟などといいます。この他にもいろいろな脳の働きの分担場所に従い、電気ショートが脳のどこの神経細胞から起こるかによって、ありとあらゆる症状の発作が見られます。ですから、発作の症状だけからてんかん発作であるなしはとうてい断言できません。

複雑部分発作の症状

→発作の時に意識がなくなり危険です。

複雑部分発作の特徴は、意識のレベルが下がることです。たいてい意識がないか、あるいはもし名前を呼んだ時に上の空で返事をしても、本人は全く覚えていません。このように、発作の時に気を失ったり、周りに気を配り記憶を残すという正常な意識の働きができなくなる発作のことを、単純ではないという意味で「複雑」部分発作といいます。もう一つ注意しなければならないことは、気を失うことによって、身の危険を避けられないことです。これは非常に重大な問題です。たとえばこの発作が起こると、知らない間に交通事故にあったり、溺れてしまう危険性があります。もちろん、単純部分発作でも危険に遭遇しますが、気を失う場合の危険性に比べれば、はるかに小さなものです。危ないということを、本人が分かっている時と、分かっていない時とでは、危険を避ける反応が全く違います。

さて、極端に意識のレベルが低くなると、倒れてしまいます。そこまで低くない場合でも、意識が曇れば注意は散漫になり、少しは動けても注意深く反応するような行動は取れません。その時いつも同じような単純な行動パターンを取ることがあります。これを無意識に「自動的にする行動」という意味で、〝自動症〟といいます。自動症には二種類あります。一つは、発作の直前に行っていた行為をそのまま引き続いて行うような保続的なもの、たとえば歩き続けるとか、食べ続けるような行為です。もう一つは、発作が起こると新たにやり始めるような行為で、たとえばそれまでは全くやっていなかった行為として、口をクチャクチャ鳴らすとか、服の裾を手でまさぐるとか、中には走り去ってしまうとか、服を脱いでしまうような、過激なものもあります。

二次性全般化した大発作の症状

↓前置きのある大発作です。

部分発作では、はじめは局所に留まっていた電気ショートも、次第に周りの神経細胞を巻き込んで燃え広がってくると、遂には脳全体を電気ショートの渦にしてしまいます。こうなると、最大規模の電気ショートが起こり、大発作になります。このようにしてできあがってくる大発作のことを、「二次性全般化した全般性強直間代発作」ともいいます。二次性とは、部分発作から続いて第二段階に進んだという意味です。全般化とは、電気ショートが脳全般に広がったという意味です。

大発作は起こり初めの時、まず全身が突っ張ってカチンカチンに硬くなってブルブルと震え出します。これが大発作の強直相（強直の時期）です。この時、手足はたいてい伸びています。目はカッと見開き、口は歯を食いしばって、時に唸り声を上げることもあります。この時よく舌を噛みます。それを防ぐために口を無理やりこじ開けたり、何かを口に突っ込んだ方がよいという、とんでもない考えがまかり通っていました。脳全体を巻き込んだ巨大な電気ショートのエネルギーから生じるような、とてつもない力にとうていかなうはずはありません。口の中に指など入れたら、噛み千切られてしまいます。またこんな時に何か口の中に入れると、それが喉に詰まって窒息する危険性があります。舌を噛んで死ねるのは昔の忍者だけです。大発作を見たら、何もしないで見ている方がずっと安全です。もし何かするならば、患者を身体ごとあるいは上半身だけでも横向きにして下さい。こうすれば、仰向けで舌が引力で喉の奥に下がって窒息するのが防げます。また発作の後で嘔吐した時、吐物が喉に詰まるのも防げます。

さて、カチンカチンになってブルブルと震えていたのが、次第にゆっくりした震えに移り変わり、全身のガクガクというリズムを持った運動になります。これが大発作の間代相（間代の時期）です。この時期になると手足の動きが激しく、ガタンガタンと身体全体が床から飛び上がることもあります。そして最後にゆっくり、何回かガクン、ガクンとした後に突然全身の力が抜けてグタッとなり、けいれん発作は終了します。この時患者は大きく息を吹きかえし、同時に口から、吐いた空気をたくさん含んでブクブクした唾液を噴き出します。これがてんかん患者の倒れて吹くアワです。てんかんの発作でなくても、けいれんがあれば同じことが起こるので、このアワはてんかん患者に特有ではありません。

全般発作の症状はどんなものか？
左右対称の動きになります。

全般発作には六種類あります。強直発作、間代発作、強直間代発作、欠神発作、ミオクロニー発作、脱力発作です。これらの発作は、脳全体が一挙に電気ショートを起こして現われるもので、身体に見られる症状としては、部分的なものはなく、左右差もありません。

強直発作の症状
→全身が硬直します。

この発作は身体の筋肉が一斉にギュッと固くなるものです。長くて十秒位でおさまります。主に身体の縦の中心軸の近くで前方にある筋肉が収縮します。目は見開き、口はへの字に結び、両方の肩が上がり、よく両手が万歳の姿勢で上に挙がります。この時、呼吸は一瞬停止していますが、横隔膜（胸と腹との境を作る筋肉の分厚い膜のこと）も一種の筋肉なので、それもギュッと収縮して、肺から空気がドッと押し出されるので、それが声門を通過する時に唸り声が上がることがあります。この時本人の意識はありませんから、自分が唸り声を上げていることは分かりません。発作後は、突然ガクンと力が抜けて、昏睡状態になるか、もうろう状態になります。

立っている時にこの発作が起こると、まるで電信柱のようにドーンと前のめりに倒れてしまいます。そして、額や鼻、唇、顎などを床や地面に打ち付けて、怪我をしてしまいます。大人で背の高い人は、顎や顔の骨を折ったりすることもあります。また、人によっては後ろ側へ倒れて、尻餅を衝く位ならまだ良いのですが、後頭部を打って、頭蓋骨にひびが入ることもあります。これは大変危険な発作です。ですから、倒れる発作がある人は、ヘッド・ギアをかぶらなければなりません。これで、怪我がかなり防げます。

この発作は、レンノックス・ガストー症候群というてんかんに特有な発作の形ですが、とりわけ治り難いものです。

間代発作の症状　→リズミカルなミオクロニー発作（後述）の連続です。

この発作は、ガクガクガクガクと全身がリズミカルに震えるものです。

それは、全身の筋肉に、リズミカルに一瞬一瞬ギュッッギュッッと力が入るからです。まず倒れてしまい、両方の手足がそのように動くのが誰でもはっきりと分かる位に派手な発作です。この時本人は意識がありませんから、自分がガクガクガクと震えていたことは全く覚えていません。発作後は、突然ガクンと力が抜けて、昏睡状態になるかもうろう状態になります。

乳幼児はこの発作が起こり易く、未熟な脳の反応として、強くガクガクしている側が左右対称でなく、今は右側と思うと、次の瞬間は左側、というように、刻々とけいれんする側が移動します。また、同じように、手が強くけいれんしたり、今度は足が強くけいれんしたり、というように、手足の部分でも移動することがあります。あるいは一回のけいれんの間中、ずっと左側なら左側だけがけいれんし続けるようなこともあります。

この発作は後でお話しするミオクロニー発作がリズミカルに続いて起こるものともいえます。

欠神発作の症状　→ボーッとする発作です。

突然に意識がなくなり、ボーッとし、数秒間から十数秒間位続いてまた突然意識が元に戻る発作です。「失神」と同じような意味合いで「欠神」という用語を当てますが、失神のように倒れることはなく、立っていれば立ったまま、座っていれば座ったままの姿勢がずっと保たれます。倒れて怪我をすることはないので、発作それ自体は危険はありませんが、やはり意識がなくなるので足場が悪いと、危険を避けることはできません。また、発作がある程度以上長びくと、先にお話しした複雑部分発作と同じように、自動症という症状が現われます。たとえば歩き続けたり、食べ続けたりすることがあります。やはり、通勤、通学の途中などで発作が起こると電車やバスを乗り越したり、交通事故にあうこともあります。

この発作は、薬でよく治りやすいのですが、ただしレンノックス・ガストー症候群に見られるような、〝非定型〟のものはなかなか薬で抑え難いものです。

ミオクロニー発作の症状

↓全身がピクンとなるような発作です。

これは突然全身がピクンとする一瞬の発作で、その際に意識は保たれます。ピクンとした直後に一瞬力が抜けてストンと尻餅をつくこともあります。特に、一瞬間しかありませんから、これだけしか発作がないような人では、てんかんの発作なのかよく分からず、見逃していることもあります。〝若年ミオクロニーてんかん〟という治りやすいてんかんに特徴的な発作症状です。

　ミオクロニー発作を、普通の人でも疑似体験をすることができます。寝がけに、階段を踏み外したり、あるいは崖から飛び降りたりする夢を見ているような時、はっとしてピクンとなるのがそれです。その時全身がピクンとして入眠期の生理的ミオクロニーが起こっています。しかし、これはてんかんの発作とは基本的に違います。特に小児によく見られます。

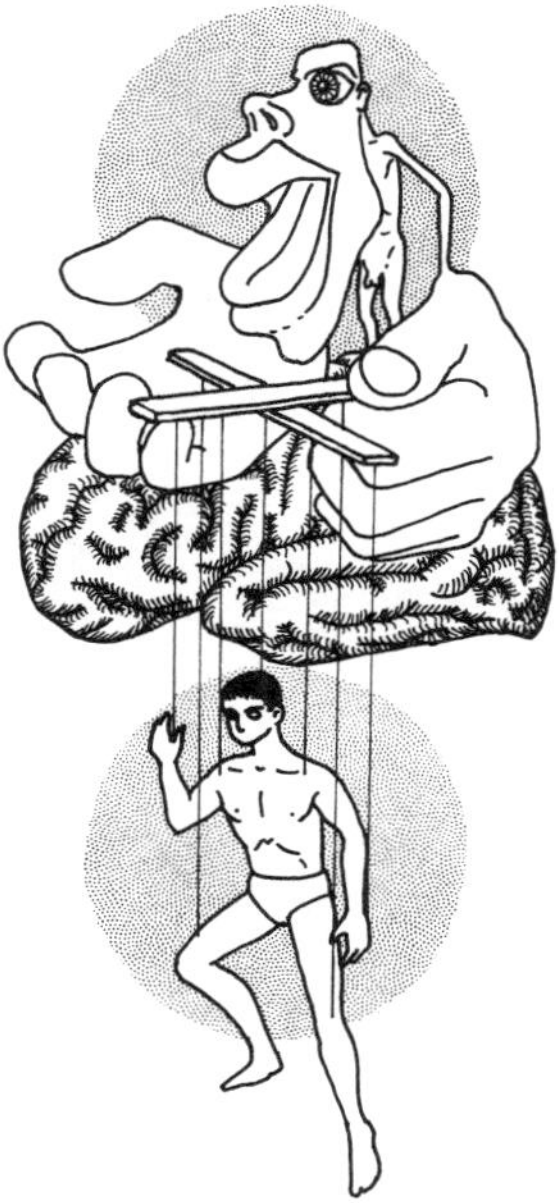

運動領野のホルムンクス（小人）

脱力発作の症状

→身体の力が一瞬ガクッと抜ける発作です。

マリオネットの人形をご存じですか。手足にいっぱい糸が付いていて、上からつるしてその糸を操って人形の動きを巧みに作り出すものです。昔あったイギリスのテレビ番組「サンダーバード」がそれです。とてもよくできた人形芝居だったですね。ところで、あの人形を上から吊しているたくさんの糸を一斉に鋏で切ってしまったら、一体どうなるでしょう。人形は一瞬にして立っていられなくなり、力が抜けてドサリと床に倒れてしまうことでしょう。人の身体の筋肉の力が一瞬全部なくなると、これと同じことが起こります。これが脱力発作です。この発作は急激に床に倒れますから、顔面や頭を強く打って怪我をすることがあります。

強直間代発作の症状

→これが本来の大発作です。

これは、先にお話しした部分発作の中の、二次性全般化した強直間代発作と基本的には同じです。全般発作の中で最大規模の発作です。発作の起こり方は、初めに部分発作としての予備の部分が全くなく、いきなり強直発作が起こり、これに連なって間代発作が見られます。どの時点から強直が間代に変わるのか、その繋ぎ目ははっききりと分からず、全身が固くなって小刻みにブルブルと震えていたものが次第にリズムがゆっくりしてきてガクガクからガクンガクンとけいれんの性質が変わってきます。たいてい数分位で治まり、その後昏睡状態かもうろう状態となります。三〇分か一時間もすると元どおりに回復します。

発作の時の自律神経の症状はどんなものか？

瞳が開くのも自律神経の症状です。

ところで、てんかんの発作が起こると、今までお話ししたような部分発作や全般発作だけが起こるのではありません。てんかんの電気ショートは脳の中の自律神経の中枢にも及びます。もちろん、部分発作の発作症状として自律神経の異常な働きが現われることもありますが、それだけでなく、ほとんど全てのてんかん発作の時には常に、自律神経の異常な働きによる症状が見られます。

たとえば、〝瞳孔散大〟という現象が見られます。瞳孔とは、黒目の真ん中の光が目玉の奥に入る円い黒い穴のことですが、これが拡がります。これはカメラのレンズの絞りに当たる部分で、外から眼球の奥に入る光の量を調節するのですが、目の自律神経が異常をきたすと調節が駄目になり、絞りが大きく開かれます。普通、目に懐中電灯などで眩しい光りを当てると、瞳は小さく縮みます。これを〝対光反射〟といいますが、発作で瞳が大きく拡がりすぎている時は、光を当てても全く反応しません。意識がおかしい上に、呼びかけにも反応がなく、対光反射もない時は、てんかんの発作が起こっていると判断します。

この他にも、呼吸が乱れたり、脈が速くなったり、冷や汗が出たり、よだれが出たり、痰が出たり、尿が漏れたり、物を吐いたり、顔が赤くなったり、あるいはチアノーゼという皮膚が青紫色になる反応が出たり、さまざまな自律神経の調子がひっくり返った時の症状が現われます。

「腹性てんかん」という病名がありましたが、今は死語となりました。腹痛などの消化器の症状も、発作による自律神経の症状の一つで、お腹だけのてんかんというのはありません。脳波とビデオの同時記録ができるようになり、発作の最中に脳波がどうなっているかつぶさに分かるので、このような種類のてんかんが存在しないことも分かってきました。

巻末の表4に発作の分類（一九八一年版）をお示しします。二〇〇一年版の発作の分類案も出されていますが、実際の臨床使用に耐えないという批判があり、割愛させていただきます。

発作はいつ起こるのか？

発作の起こりやすい時間帯があります。

てんかんの発作は、一日二四時間の生活リズムに関して、ある時間帯に集中して見られることがあります。まれに極度の緊張状態でしか起こらないような発作もありますが、たいていの発作は、緊張している時よりは、ほっと一息付いている時、あるいは気の緩んでいる時に起こりやすくなります。ですから、通勤通学の途中で起こったら大変だとか、職場であるいは学校で起こったらどうしようとか、よく心配しますが、意外にそういう場面では起こり難いのです。交通事故についても、緊張していて、ここで交通事故になったら大変という場面で発作が起こることは実際かなり少ないのです。学童の患者で毎年夏にプールに入ってよいかという問い合わせが絶えません。実際プールの中では水が冷たいせいもあり緊張しますから、水の中で発作が起こって溺れることはめったにありません。かといって、全く監視注意を怠ってよいというわけでもありませんが、監視体制が厳重過ぎ、本人が迷惑するだけということがよくあります。

一方、これがお風呂となると全く話が違ってきます。お風呂ではてんかん発作がよく起こります。特に日本のように湯船にどっぷり浸かってのぼせるまであったまるという入り方では、より発作が起こりやすくなります。お風呂で発作が起こるのは、気がゆったり緩んでいるというせいもありますが、たいてい浴槽の中か、上がった直後なので、身体も頭もかなりあたたまった状態がよくないことは確かです。お風呂で発作を起こす人は長湯せず、できれば洋式にシャワーで流すようにした方がよいでしょう。

プールの次に学校からよく問い合わせが来るのがマラソン（持久走）です。マラソンで取り分けてんかん発作を起こしやすいとはいえませんので、むしろ心臓の病気などに比べて、あまり心配する必要はないでしょう。本人が体力的にも十分がんばれるなら、あえて何か制限するのは、却ってやる気を削ぐことになります。

いったんてんかんという診断がつくと、何事もおっかなびっくりで、ともすると消極的になりがちですが、これは決して良い傾向ではなく、てんかんが治った後にも大きな心の傷として残ります。一昔前の笑い話ですが、てんかんということで、厳しい食事や遊びの制限があり、刺激のある食べ物はだめという理由で何年もチョコレートを食べられず、テレビも制限され、自転車にも乗れなかった人がいたそうです。本人にしてみれば、毎日薬を飲まなければならない上に、とうてい笑い話しでは済まされない、本当に気の毒な時期を過ごしたわけです。

発作がよく起こりやすい時間帯は夜です。眠くなった時や眠りについてまだ浅い睡眠段階の時によく起こります。眠りが深くなったり、あるいはレム睡眠という、夢を見るような睡眠の段階では発作は起こりません。ですから、理想的には、発作のある人は日中は適度の緊張をする仕事をし、疲れたら夜ふかしせず寝る前に軽い運動をして、バタン・グーで一挙に深い睡眠に入ることです。こうすれば、中途半端な睡眠段階が短くなるので、発作が起こりやすい時間も短くなります。

日中、起きている時では、朝の起床からまだシャキッと目が覚めない時間帯によく発作が起こります。会社や学校に行く前に発作が起こると、一日の初めにもうがっくりきてしまい一日を無為に過ごしてしまうことがあります。朝のコーヒー（あまり濃過ぎないアメリカンがよいでしょう）を一杯飲んでシャキッとして家から出られるとよいのですが。

次に、発作を起こしやすくする悪条件についてお話しします。「三大悪条件」は、「睡眠不足、過労、深酒」です。これが三つともそろえば、たとえ薬で良くなっている発作でもたちまち再発します。

睡眠不足を解消するために寝溜めをするのは却って逆効果ですから、ご用心。要は、毎日規則正しい生活を送ることです。また、ふだん睡眠時間が短くても毎日の生活に差し障りがなければ、あえて平均的な睡眠時間を取る必要はありません。普段の調子でよいのです。

過労はいけません。最近、過労死などという嫌な用語まで出てきて、日本人の働き過ぎに警告を与えていますが、これはどんな病気にも決して良い影響はありません。疲れたなと思ったら、あまり周りに気を回さず休むことです。しかし、かといって疲れるから何もせず毎日無為に過ごすのもよくありません。毎日の生活にできるだけメリハリをつけましょう。

アルコールがてんかん発作を引き起こすことは昔からよく言われます。特にたくさんアルコールを飲んだ翌朝が危ないと言われます。アルコールに浸っている時はよいとして、切れた時の禁断症状として、てんかんの大発作が現れることがあります。天才画家ゴッホは、アブサンというきついお酒を飲み過ぎててんかんになったとも言われます。南方熊楠もその傾向があります。かといって、お酒が好きな人に断酒を勧めるのもかわいそうなので、深酒をしないようにという位にしておきましょう。晩酌で、アルコールの量でビール一本位までなら、何とか大丈夫でしょう。それ以上になると相当の覚悟が必要です。

この他にも、たとえばホルモンのバランスが崩れた時に発作が起こりやすくなります。最もよい例は、女性の初潮です。この時、ホルモンの嵐に見舞われ、それまでせっかくよくなっていた発作が、それを期に再発することもあります。また、それまで全く健康だった人が初潮を期にてんかんが発症してくることがあります。そして更年期まで続く毎月の周期的な生理の前後で発作が起こりやすくなり、とても困ることがあります。しかし、そういう時にはそのための薬がありますから、何とか切り抜けられるでしょう。

ＴＶゲームてんかんとはどんなものか？

一頃、ＴＶゲームをしててんかん発作を起こす子供が何人も出て、マスコミを大変賑わしたことがありました。これは、文字どおりコンピューター・ゲーム機が各家族にあまねく行き渡り、どの子も一時的にこのゲームに熱中する余り、やり過ぎてしまい、本来ならば単に素質だけを受け継いで、発作のない一生を送れるはずだったのに、運悪くけいれんを起こしてしまったというケースが大半です。たいていが光過敏性の素質を持っていて、たまたまそれが一生のうちで一番強く現われる年齢時期にＴＶゲームを猛烈にやり過ぎてしまったからです。もともと全く健康な人で、ＴＶゲームをして初めててんかん発作が出た場合、すぐに治ってしまうか、あるいはＴＶゲームを控えれば全く発作は起こりません。中にはたった一回しか発作を起こしていないのに、不治の病になってしまったかのように大騒ぎをする人もいました。ほとんどの例が良性のてんかんなのに、治療をする側でさえもてんかんについての基本的な知識が不足していたため、マスコミに大げさに取り上げられてしまったのです。医者達でさえ、てんかんの新種を発見したなどと大騒ぎしたものでした。

実際、ＴＶゲームで発作を起こしやすいてんかんの種類としては、〝若年ミオクロニーてんかん〟があります。これは、思春期前後に発症する、光過敏性を持つてんかんです。ピカピカする閃光刺激で瞬間的にピクッとなるようなミオクロニー発作が出現します。まれですが、それに大発作が引き続くことがあります。しかし、この若年ミオクロニーてんかんは、先にもお話ししたように、薬でよく治ります。

ＴＶゲームの会社は、そんな病気を引き起こすなどというレッテルを貼られては、売り上げに直接響き、死活問題に成りかねません。もうけたお金にものをいわせて世界中の専門の研究機関に真相を突き止めるよう依頼しました。その結果は、大半は以前にいわれて

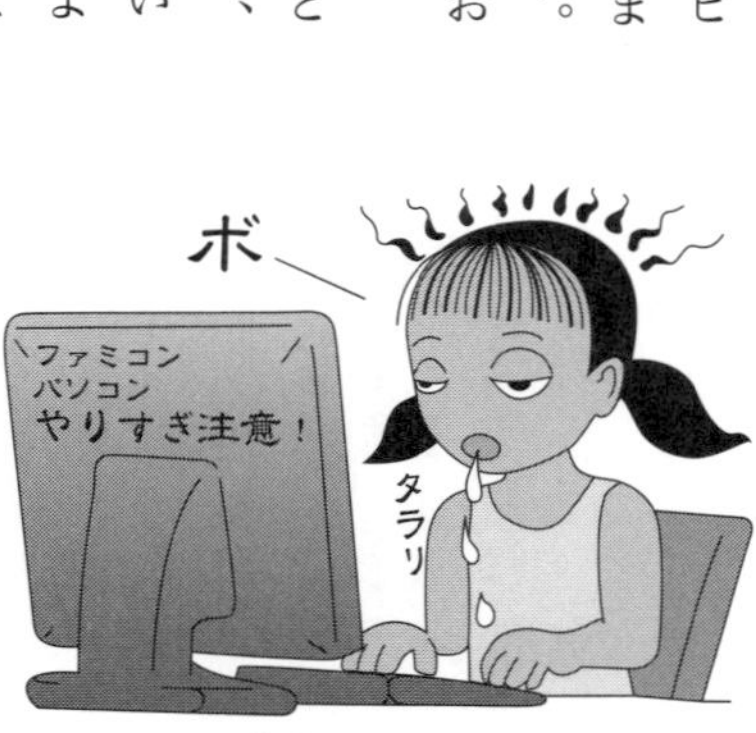

こんなのも発作!?

いたテレビてんかんと同じことで、一生懸命にモニタ画面を見つめることで光過敏性のけいれん発作を起こしてしまうというものでした。一部は、神経心理学的な異常な興奮状態が引き金になるのではないかという見方もありました。もちろん、人類の歴史の中でこんなに眼と指ばかりを使うだけで異常に興奮するような変わった遊びが流行ったのは現代しかありませんから、何か新たな反応が起こってきたとしても、不思議なことではないかも知れません。しかし、要するにどちらにしてもＴＶゲームをしなければよいのであって、それ程重大な問題ではありません。もちろん、ＴＶゲームで発作を起こすのでなければ、てんかんということだけでＴＶゲームを禁止する必要はありません。

一時は、まるで鬼の首を取ったかのように、ＴＶゲームを嫌う世の親たちが息巻いていたのですが、どうも、親たちもＴＶゲームの会社も一緒に空騒ぎをしていたようです。新しいＴＶゲーム・ソフトが出ると、長蛇の列をなして購入に並ぶオタク族も異常な感じですが、他の、世の中に余り好ましくないようなものに熱中するよりは、はるかによいことではないでしょうか。

しかし、その一方で、ＴＶゲームのやり過ぎによる子どものけいれんは未だに後を絶ちません。中には、下校後や休日なども五～六時間以上もぶっ続けでやり通す子どももいるようです。ＴＶ、ビデオ、ＴＶゲーム、パソコン、タブレット端末、ケータイなど、電子メディアの急速な普及に対応が追い付けず、保護者が育児の基本的ルールを見失っている状態がありそうです。子どもへのＩＴや電子メディアの与え方のルールを早急に作る必要性（ＩＴ機器メーカー側にも責任がある）があるのではないでしょうか。少子化社会の中で、子ども達の将来は危機に瀕しているのではないかという懸念を持たざるを得ません。このことに関しては、著者が以前出版した講談社文庫『電子メディアは子どもの脳を破壊するか』をご参照下さい。

反射てんかんとはどんなものか？

特定の刺激で発作が起こります。

ＴＶゲームてんかんに関連して、反射てんかんについて少しお話ししましょう。反射てんかんは、いつも何か特定の刺激によって引き起こされる発作を持つようなてんかんのことです。特定の刺激というのは、あらゆる感覚神経からイン・プットされる感覚刺激のどんなものでもよいのです。たとえば、ＴＶゲームてんかんではよく光の刺激で発作が起こります。この光刺激の中でも、光りの波長や明るさ、そして点滅する時の周波数などについて、その各々で発作が特によく起こりやすくなる条件（特に赤色光で点滅周波数が一秒間に一〇〜三〇回くらい）があります。また、さざ波にチラチラと映る陽の光の反射、夏の木の葉が生い茂った樹木の下でそよ風が吹いてチラチラ射す木もれ日、太陽に手のひらを拡げてかざし、動かした時指の間を抜けて射すチラチラする光、ドライブでトンネルの中を走行中チラチラ当たるハロゲン・ランプの光、ディスコのミラー・ボールの光、などすべてが光によるてんかん発作を引き起こす元になり得ます。こういう光の刺激で起こる発作はたいていミオクロニー発作か、欠神発作です。こういう発作で意識のレベルが下がる際にうっとりとするような良い気分になることもあるそうです。そういう人は、その気分に浸りたいために、わざわざ太陽にてのひらを拡げてチラチラするような光の刺激を自分で作ることがあると言われます。このことを発作の〝自己誘発〟といいます。

他にも、たとえば音の刺激でも発作が起こります。単純な音、たとえば「ドン」、「ガチャン」、「ピー」、というような突然何かを叩いたり鳴らした時に出る音は、よくミオクロニー発作や強直発作を起こします。しかし、この時発作が起こるのは、単に音の刺激だけではなく、同時に〈びっくりした〉ことによる反応のことがあります。このような場合には、音を聞かせずに不意に背中をポンと叩いても発作が起こることがあります。こういう〝驚愕発作〟（びっくり発作）は、てんかん発作のこともありますが、そうでないこともあります。皆さんも多分不意に後ろから大声で呼ばれたりして、ビクッと身震いしたことがあるでしょう。特に怖がりの人は、お化け屋敷の中で何か出てきはしないかとびくびくしている時などに、本当に飛び上がる程驚かされるものです。でもそういう反応は正常なので、別に問題にはなりません。しかし、それがあまりに極端になって所構わずびっくり発作が起きて、硬直して倒れてしまうようでは、病的と言わざるを得ません。驚愕発作を起こすには、不意をついてびっくりさせなければなりません。ですから、予期している時に、わざと発作を起こそうとしてもなかなか起こりません。

音による発作で、かなり特殊なものは〝音楽てんかん〟です。これは第一部「てんかんだった偉人達の話」にも出てきましたが、特定の音楽を聞くと発作が起こるものです。ある患者は、「琵琶湖周航の歌」を聞くといつも発作が起こったそうです。まれですが、こういう特定の音楽やメロディーを聞くと起こるような、少し感情や追憶の要素を持った反射てんかんもあります。その他にも本を読むと起こる発作、物を食べると起こる発作、身体の特定の部分を叩いたりこすったりすると起こる発作、顔に風を受けると起こる発作、など様々な誘発条件があります。反射てんかんは誘発条件を取り除けば発作は起こらなくなりますから、治療は比較的簡単です。

てんかんと睡眠はどんな関係か？

てんかんと睡眠とは深い関係があります。

てんかんは睡眠と深いつながりがあります。先にお話ししたように、睡眠中にしか発作が起こらないてんかんもあります。また目覚めてから一時間以内に発作が起こるようなてんかんもあります。覚醒している時に発作の起こるてんかんは、大半が起きてはいるがまだ眠い状態か、あるいは疲れて眠くなった時に起こりやすくなります。睡眠中に起こる発作も、まだ眠りが浅い状態の時に起こりやすくなります。このように、ちょうど中途半端な覚醒や睡眠の段階では、発作が起こるのを抑制する脳の働きが緩むのかも知れません。深い睡眠や、シャキッとした覚醒状態の時にはほとんど発作は起こりません。ダラダラとしてメリハリのない生活が発作を引き起こしやすくします。このことは、てんかんのない健康な人でも当てはまることで、メリハリのピシッと効いた生活が健康の元になるはずです。

睡眠といえば、〝レム睡眠〟というものをご存じでしょうか。これは正しくはREM-sleepといって、「急速眼球運動」を伴う睡眠段階のことです。急速眼球運動というのは、寝ている時に目は閉じたままで瞼の上から目玉がキョロキョロと動いているのが分かるものです。この時即座に起こして聞くと、本人は「夢を見ていた」と言います。レム睡眠の時には夢を見ているのです。レム睡眠は寝入ってからおよそ一時間半毎に周期的に現われ、そのつど人は夢を見ているといわれます。しかし、夢の内容はほとんど忘れてしまうので、朝方の最後のレム睡眠の時の夢しか覚えていないようになります。

レム睡眠の時にはてんかん発作は起こりません。レム睡眠には何かてんかん発作を抑制するような働きがあるのでしょう。ところが、てんかんの人ではレム睡眠が短くなってしまうことが知られています。なぜかよく分かっていませんが、てんかんの人はあまり夢を見なくなるのかも知れません。

ところで、生まれたばかりの赤ちゃんはよく寝てばかりいますが、この時の全睡眠時間のおよそ半分がレム睡眠です。全睡眠時間に対するレム睡眠の割合はその後急速に減って行き、大人になると全睡眠時間の五分の一以下になってしまいます。子供のうちはよく夢をみて夢の話をするものですが、大人になると体質的にも夢を見られなくなってしまうのです。大人にとって、ネバー・エンディング・ストーリーの中の「ファンタージェン」が次第に狭くなって行くのは、レム睡眠が少なくなって夢が見られなくなるからかも知れません。動物にもレム睡眠はあります。ネコなどもよく日向やこたつで寝ていますが魚の夢でも見ているのでしょうか。こういう動物の実験でも分かったことですが、脳の発達段階でレム睡眠を故意に少なくしてしまうと、知能の発達が思わしくありません。幼い時にはよく寝てよく夢を見ることが知能の発達に必要なのでしょう。身長の伸びにも寝ることが良いといわれますが、これが心身ともに「寝る子は育つ」という本質的な意味でしょう。

八七頁にレム睡眠の長さの年齢別比率をグラフ（図4）で示しました。

発作を見たらどうしたらいいか？
まず、慌てないことです。

てんかんの発作を目のあたりにすることはあまりないかも知れません。もし、これがそうだなと思ったら、まず慌てないことです。発作自体で命を落とすことはありませんから、少し位ゆっくりと構えても、手遅れになることはありません。しかし、もしそばに何か危険なもの、たとえば火や刃物などがある場合はすぐに取り除いて下さい。けいれんをしている時は横向きか、ややうつむきにすると嘔吐したものが気道に詰まる心配がありません。くれぐれも口の中に何かを入れないで下さい。またけいれんを抑え込もうとしないで下さい。それよりも、よく観察して時間を計り、もし五分以上（とても長く感じます）もけいれんが続くようならすぐ救急車を呼んだ方がよいでしょう。けいれんの後で意識もうろうとしてふらふらと歩き出したら、これを抑え込まず付き添って下さい。無理やり抑え込もうとするとひどく抵抗されることがあります。意識がない発作の時は、名前を呼びかけて反応を見て下さい。決して正気に戻そうと顔をパンパン叩いたり身体をグイグイと揺すったりしないで下さい。こんな荒っぽいことをするのは、映画の中だけです。これは現実には、病状を悪くさせるだけなので、注意して下さい。どんな時にも心配ならば救急車を呼んだ方がよいでしょう。そして、もしその時、発作を見ていた人があなただけだったなら、できるだけ付き添って行って、医者に発作の最中のことを詳しく話してあげて下さい。

7. てんかんの検査とはどんなものか？

てんかんの検査は主に脳波とMRIです。

近年、特にコンピューターの進歩により、てんかんの検査は革命的な飛躍を遂げました。

脳波とは？　→脳波は脳の電気活動を目に見えるようにしたものです。

てんかんの検査の代表は何といっても脳波です。脳波は、脳の中で時々起こる、発作まで行かない小さな電気ショートを検出できます。もちろん発作の最中に脳波を取れば脳内の大きな電気ショートを検出できます。

脳波は「脳電図」という英語の訳を日本語風にアレンジしたものです。脳の神経細胞は電気信号で互いに情報を伝えています。この電気信号の強さを読み取るのが脳波計の基本的な働きです。脳波計は今からおよそ九十年前にドイツのベルガーという科学者が発明しました。大まかには地震計のような感じです。当時、彼は脳波のことをテレパシーのよう

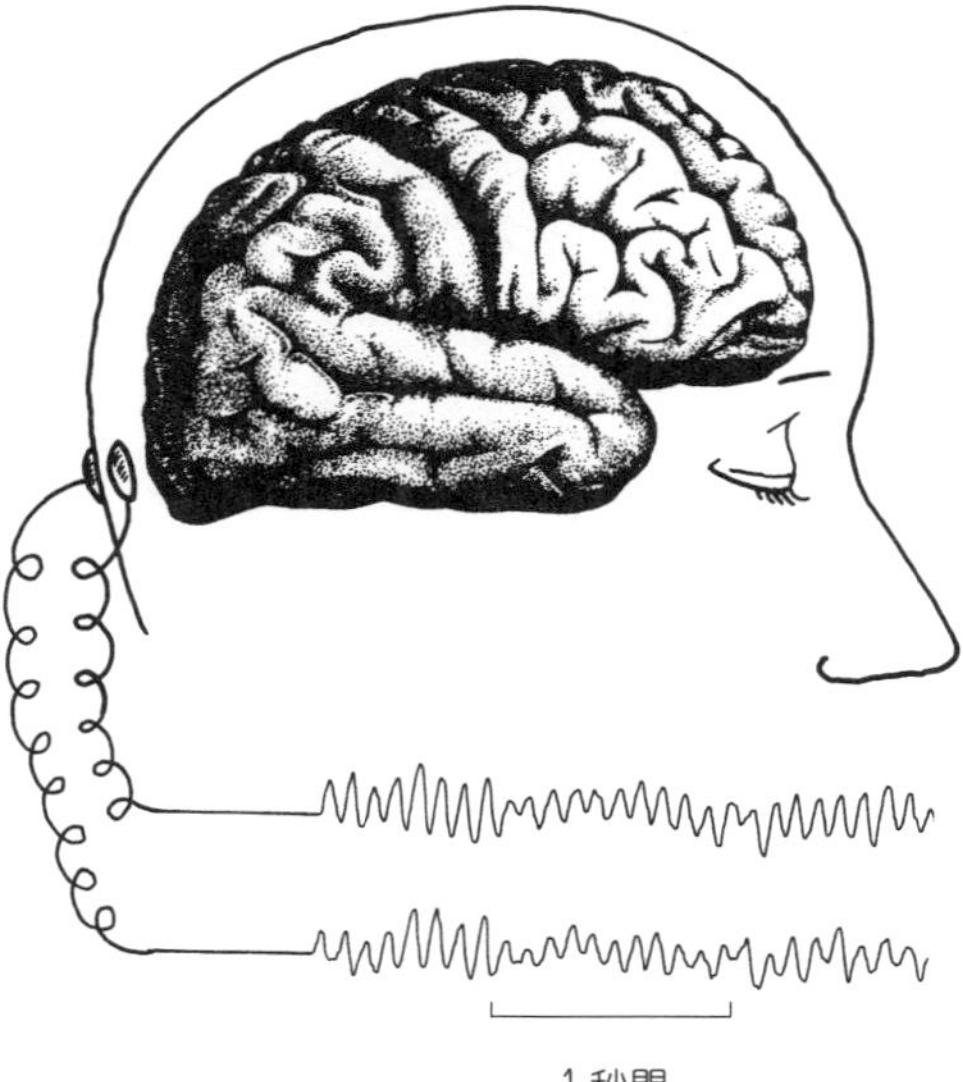

後頭部にみられるアルファー波

なものと勘違いしていました。もし、それが事実だったら、大変な超能力を発見したわけですが、実際は単に脳の中のわずかな電気活動を目に見えるようにしただけです。しかし、当時はこの発明や発見ですら受け入れられず、彼は今世紀最大の発見の一つを成し遂げたにもかかわらず、不遇の生活をしなければなりませんでした。あまりにも偉大な発見だったために返って大ほら吹きとまで言われたりしました。後に彼の発見が素晴しいものだと分かり、脳波のことを〝ベルガー波〟と呼ぼうと提案されたのですが、彼は何を思ってか、これを辞退しました。

ベルガーの脳波についての研究は画期的なもので、安静で眼を閉じた時に人の後頭部にきれいな〝アルファー波〟が見られることをこの時発表しています。これは一秒間におよそ十回のリズムを持つきれいな脳波のサイン・カーブ振動（バラックのスレート屋根の波形）です。悟りを開いた人や瞑想している人には芸術的な程美しく現れるといわれます。

何かの拍子に、ある神経細胞の一団が極端に興奮し過ぎて途方もなく強力な電気信号を発してしまうことがあります。この異常に強力な電気信号が脳波計でキャッチされると背の高い先の尖ったとげのような波として描き出されます。これが「棘波」（スパイク）といわれるもので、発作までは行かない小さな電気ショートの波で、てんかんという病気に特有の波です。他にもたとえば特定の神経細胞の一団がよく働かず怠けていると、ゆるゆるとしたリズムの遅い波が見られます。脳波を取る時に、小さなお皿にコードが付いた電極を幾つも頭にペタペタと張りつけますが、これがセンサーです。ここから脳の電気活動を外へ引っ張り出して、それをアンプにかけて目で見えるように増幅します。そして脳波という暗号を解読することで、このたくさん頭に当てた電極のどこから一番はっきりと棘波が出ているのかが分かります。

もっと脳波の原理について詳しく説明しますと、脳の二つの異なる場所の電圧、あるいは電位の差を測定しているのです。ちょうど海の上の波が一瞬たりともじっとしていないで上がったり下がったりしているのと同じように、脳の表面の電気活動の強さは刻々と強くなったり弱くなったりしています。この上がり下がりを時間を追って記録したものが脳波です。ですから、脳波は脳に電気を通すことは全くなく、大変安全な検査法で、いくら長く取ったり何回取っても、脳の電気が吸い取られてしまうなどということは絶対ありませんので、どうかご安心下さい。心電図も同じ原理を応用した検査で、乾電池のおよそ千分の一位の電圧を測っているのですが、脳波は乾電池のおよそ百万分の一位の電圧を測っているのです。もちろん心電図も、心臓に電気を通すのではなく全く安全な検査です。

余談ですが、先年、オーム真理教という宗教を信じる人達の一部がサリンという毒ガスを地下鉄にバラまいて一般の人を多数死亡させたり、その他いろいろな犯罪をもくろみ実行した忌まわしい事件がありました。その際に、修行をしている人達の中にオーム真理教の用語で「電極帽」という奇妙な帽子をかぶっている人がよく報道の場面に現われることがありました。これは教祖の脳波を同調させ、早く悟りを開かせるための道具だと説明されていました。皆さんは、これまでの話しで脳波のことがよく理解できていると思いますので、この電極帽なるものが全く理屈に合わないただの気休めでしかないことがよくお分かりいただけるものと思います。

近年になって、脳波検査をしながら同時にビデオ撮影ができるようになり、患者が発作を起こしている最中の様子や、脳波の異常がつぶさに分かるようになりました。またこのビデオ同時記録を後で再生して、特に素早い発作症状の時にはスローやコマ送りで再生して、脳波異常との同時性を分析することができます。これによって、今まではよく分からなかった発作の時の患者の立ち居ふるまいが、脳波と同時に何回も再生して検討できるようになりました。最近は更にこの脳波記録の保存方法としてデジタル信号に変換してパソコンのディスクの中にファイルすることができるようになりました。このディスクの容量を大きくして、たった一枚のディスクでも一晩中の記録ができるようにもなりました。少し前まで一晩の脳波を取ると記録用紙が山のようにうず高く積み上がっていたのがまるで嘘のようです。

最近、ＭＥＧ（脳磁図あるいは脳磁計などと訳しています）という新しい検査法について学会でよく発表されています。これは脳の中に微弱な電流が流れる際に生じる磁界（ある場所での磁気の強さ）のゆらぎを超高性能の磁力センサーを束ねたもので感知し、それをコンピューター処理し、刻々と変わる脳の中の電流の方向と強さを目に見えるようにしたものです。この装置によって、脳の中に直接電極を差し込まなくても、脳の中の微弱な電気現象が精密に計れます。ＭＥＧは、コンピューターによる計算で、脳のシワのどの辺から異常な脳波が発射されているか、かなり精確にねらいを付けることができると言われていますが、電流の方向によっては、やや精度が落ちることもあるようです。この検査の基本的な原理は、高校の物理の時間に習う「フレミングの右ネジの法則」の応用だそうです。しかしこの検査でも脳のあまり深い場所からのデータは不正確になるようです。装置自身が大変高価なことと、地球の磁気までシャット・アウトできるような磁気バリアーが必要なことから、未だごく一部の研究機関でしか使われていません。

エム・アール・アイ（ＭＲＩ）とは

→最新式の脳の断面を撮る機械です。

日本語で「核磁気共鳴画像」といいます。少し前まではシーティー（ＣＴ）・スキャンというエックス線を使った方法で頭の断層写真を撮っていましたが、最近はこの新しい強力な磁石を使った断層写真が普及してきました。すなわち、エム・アール・アイ（ＭＲＩ）というのは、少し前にはやった「超伝導」という現象を応用した強力な磁石を使って撮る断層写真のことです。超伝導というのは、金属の温度を「絶対零度」（これは、この世のものが全て凍りつくという、究極の最低温度のことです）に近付けると限りなく電気抵抗をゼロに近づけることができるという原理で、これによって恐ろしく電流の通りのよい磁石のコイルができ上がり、猛烈な強さの電磁石が出現します。

この強力な電磁石で生じた磁力線の中に頭を入れると頭を形作っているおびただしい数の原子にわずかな変化が起こります。その原理を説明するために、一つ一つの原子を、くるくる回っているコマにたとえると分かりやすくなります。このたくさんのコマはふだんその軸はてんでにバラバラな方向に向いていますが、これに強力な磁力線を浴びせるとピタリと全部同じ方向を向くようになります。そして再びこの磁力線を取り除くとジワジワとまたもとのてんでバラバラな方向に戻って行くのですが、この回転軸がもとに戻って行く途中で「ラジオ波」という特殊な電波が放出されます。この電波をキャッチしてコンピューターで計算して画像を描き出すのです。これがエム・アール・アイの基本的な原理です。ですから、従来のＣＴスキャンのようにエックス線を浴びることはなく、全く無害です。しかもこのラジオ波の捕え方が色々あって、違った種類の原子や分子の濃さを描き出すことができるので、従来のＣＴスキャンでは見えなかったものまで見透すことができるようになりました。この方法で作り出した画像で更に人体の内臓の精密な三次元模型も作ることができます。ちょうどスーパーマンの透視眼のようなもので、まさに近代科学とコンピューターの作り出した粋といえるものです。

この方法で撮った頭の断層写真で、脳の皺の大きさや曲がり具合、その数や神経細胞の密度や神経細胞から延びた線維連絡についてもかなり詳しく見ることができます。それで脳の構造の

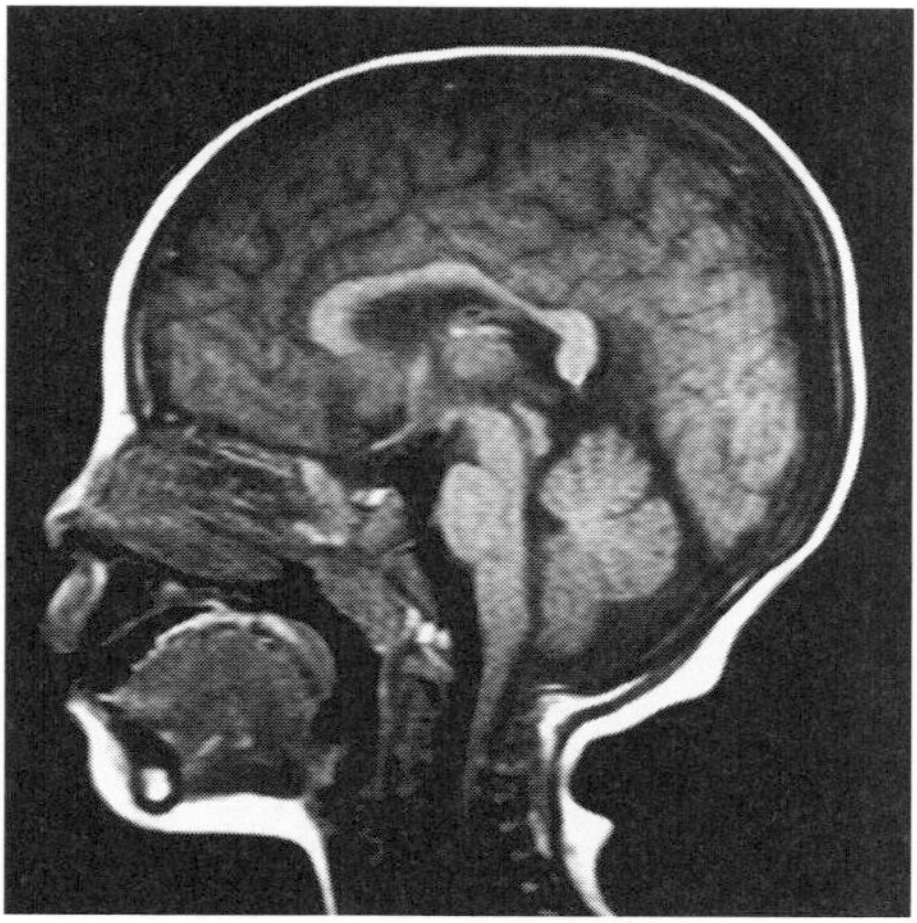

MRI 画像

問題を捜し出すことができます。構造のおかしい所からてんかん発作が生じてくることがよくあります。そして、この電磁石が強力になればなる程、作り出される画像はより精密なものになります。今はまだ微妙な脳の組織の異常がよく見分けられないようなものでも、将来ＭＲＩの性能がもっと良くなれば、はっきりと異常所見として見分けられるようになるかも知れません。またどの方向からのスライスでも切って見せてくれるという利点があります。ＭＲＩには、この他にも、脳の働いている部分を特別に描き出すような「機能的ＭＲＩ」という特殊な検査法もあり、また脳の中の血管だけを描き出すような取り方もあります。またこの他にも、ＭＲＩの装置にもう一つ特殊な装置を付けると、脳のごく小さな組織の中にどんな物質がたくさん含まれるかが分かるような検査の方法も開発されています。これは「ＭＲスペクトロスコピー」といわれる検査法です。とにかく、この分野はまだ無限の可能性を秘めています。

シーティー（ＣＴ）スキャンとは

→エックス線で脳の断面を撮る機械です。

ＭＲＩの他にＣＴ、ＳＰＥＣＴ、ＰＥＴなどの検査があります。こういう脳の断面図を描くような検査のことを脳の画像診断検査法といい、最近の医学検査法のトピックスです。

ＣＴについて、少しお話ししましょう。この検査は「シー・ティー・スキャン」といい、ＭＲＩがまだ普及していなかった頃は断層画像診断法の花形でした。しかし、基本的に、レントゲン線という放射線を身体に浴びせて撮る検査なので、立て続けに何回も検査をすると放射線による害が出ることがあり、問題になります。また、ＭＲＩのようにどんな方向からの断層写真も撮れるというわけではなく、ただ身体のたて軸に対して垂直方向の断層写真しか撮ることはできませんでした。それと、できた画像の性格上、レントゲン線（エックス線）が透過しやすいかどうかの差でしかありませんから、おのずと見えてくる脳の中の物の種類も限られます。こういう点で、後から出てきたＭＲＩに取って代わられてしまいました。しかし、この検査法自身も性能があがり、以前に比べるとそうとう素早く検査ができるようになりました。そのため、以前は眠り薬を使って長時間落ち着かせなければならなかったような子供の検査が手早く簡単にできるようになりました。また、ＭＲＩでは全く見えなくなってしまう頭蓋骨が、ＣＴでははっきりと描き出せますから、骨のいろいろな場所をもとにして測った正確な脳の部分の位置を知るためには、とても重宝な検査です。いくらＭＲＩが普及しても、ＣＴの検査法がいらなくなることはありません。最近はヘリカルＣＴという装置の開発で迅速な三次元画像を作ることも可能になっています。

SPECT（脳血流シンチ）・PET（脳代謝シンチ）とは

→脳の血流や代謝を見る検査です。

ついでにSPECT検査についても少しお話しします。この検査は放射性同位元素（アール・アイ）を使った検査で、この物質を混ぜ込んだ薬を血管に注入して、それが血液に乗って脳の中を一巡りした後で放射能カウンターで脳をスキャンするのです。アール・アイは薬と混ざって脳の細かい血管の壁に引っ掛かり、しばらくそこに留まって「ガンマー線」という放射線を放出します。これを放射能カウンター（ガンマー・カメラといいます）で捕えてコンピューターで計算して画像を描き出すものです。この画像から、脳の中での血の巡りの良い部分と悪い部分との差が描き出され、これと先のエム・アール・アイの画像とを重ね合わせれば、脳のどの部分の血の巡りが悪いのか一目で分かります。てんかんの場合、発作を起こしていない時には、電気ショートを起こす元になっている部分（発作の焦点といいます）は、たいてい血の巡りが局所的に悪くなっています。ところが発作が起こっている最中は、電気ショートを起こしている脳の部分は極端に血の巡りが良くなり過ぎていることが分かります。こういう検査の結果を利用して、てんかん発作を起こす脳の部分をより正確に決めることができます。

ＰＥＴ検査もＳＰＥＣＴと同じように放射性同位元素を使います。たとえば放射性同位元素を化学結合させたブドウ糖の一種を血管に注入します。脳の一部から発作が起こると、発作のためのエネルギーが必要となり、その部分の糖分の代謝が活発になります。血管に注入されたブドウ糖の一種は、その代謝の活発な部分に集まります。これを放射能カウンターでスキャンします。こうしてできる脳の局所的な代謝の変化した部分が、発作の焦点として赤くホットに描き出されます。ＰＥＴ検査はとても理想的な検査方法なのですが、これにはサイクロトロンという、放射性同位元素をその場で作り出す特別に大がかりな装置が必要なので、あまり一般には普及していません。むしろＰＥＴ検査は癌の早期発見に役立っているスクリーニング方法とも言えます。

放射性同位元素というと、被曝ということを考えるでしょうが、レントゲン写真を取る時と比べ、被曝量が上回ることはありません。ご安心下さい。

血液や尿の検査も必要です。身体の中で何か全体として具合の悪いことが起こっていて、その症状の一つとしててんかん発作が起こっているのかどうかを調べます。もちろん、抗てんかん薬を飲むとすれば、肝腎などの臓器に副作用が起こっていないかどうかまた貧血などがないかどうかも調べられます。

8. てんかんの診断はどうやってするのか？

発作の様子と検査結果から診断します。

てんかんの診断は、まず問診で発作の様子や今までの脳の障害を起こさせるような病歴を患者本人や家族の人から聞き取ることから始まります。この時、本人の発作の様子を目のあたりにしてよく知っている人からの情報がとても役立ちます。もし発作の際に意識が失われるならば、本人に聞いても全く覚えていませんから、発作に立ち合った人から見たままの様子が知りたいのです。発作の様子を詳しく聞くだけで大方の発作の種類やてんかんの種類の予測ができることもあります。そうなれば、後で脳波を見てそれを確認するだけで診断がついてしまいます。

最初にてんかんかどうかを判定することが必要です。この判定のために重要なのは脳波検査です。てんかん性脳波異常があり、それなりの発作が繰り返し、少なくとも二回以上同じ様式の発作があれば、てんかんと診断してまず間違いないでしょう。次に発作の種類は何かが問題になります。これは発作の分類を参考にして、聞き取った発作の様子から大まかに推定し、後で脳波の所見と照らし合わせることになります。と同時に、てんかんの種類はどんなものかということも検討しなければなりません。この時にＭＲＩなどの画像診断検査法や血液・尿の検査結果が大いに参考になります。

脳波は発作の起こっていない時の、わずかですが異常な電気ショートを検出することができます。この異常な電気ショートの出方を読み取ることで、てんかんや発作の種類が診断できます。

更に、ＭＲＩ、ＣＴ、ＳＰＥＣＴなどの脳の画像診断検査法により、てんかんの原因を探ることができます。また、血液や尿の検査でもてんかんの原因が分かることがあります。

こうしてしっかりてんかんの診断ができれば、その瞬間に正確な治療の方向が決定されます。

9. てんかんの治療とはどんなものか？

てんかんの治療は抗てんかん薬が主体です。

はじめにてんかんは八割の人が治るとお話ししましたが、ではどうやって治すのでしょうか。てんかんと戦うための強力な武器が二つあります。それは薬と手術です。

抗てんかん薬とはどんなものか？
てんかんの発作を抑える薬です。

てんかん治療の第一の武器は、抗てんかん薬です。こういうむしろ簡単な治療法によりてんかんの八割は治りますから、てんかんは扱いやすい病気といえるかも知れません。しかし、薬が発作の種類と合わないと、全く効かないどころか、副作用で却って調子が悪くなることがあります。正しい薬を選ぶためには、正確な診断が必要です。

抗てんかん薬の作用としては、細かい所ではそれぞれ微妙にメカニズムが違うのですが、大まかに全ての抗てんかん薬には脳の神経細胞で起こる電気ショートを抑え込む働きがあります。別な言い方をしますと、脳の神経細胞の異常な興奮状態を安定させる働きがあります。ですから、この薬が効くと神経細胞は興奮し難くなり、電気ショートを起こし難くなりますが、それが度を過ぎると今度は神経細胞本来の働きが鈍くなってしまいます。こうなると患者は動きが鈍くなり、ふらついたり、眠くなったりして日常生活に差し障りが出てしまいます。このような「副作用」は、ほとんど全部の抗てんかん薬が持っているマイナスの面です。ですから抗てんかん薬はこういう副作用が出てこないような量に留めなければなりません。せっかく発作が抑えられる効果が出ても、毎日フラフラでいつも眠いようでは何もなりません。投与量の調節のために〝血中濃度〞を測定して、その値を参考にします。血中濃度とは、血の中にどれだけ濃く薬が溶け込んでいるかを知るための検査です。この値を元にして、脳の神経細胞の中にどれだけ十分に薬が行き渡っているか推定します。薬を飲むと胃腸で吸収されてまず肝臓を通って解毒されてから脳へ運ばれます。普通、血中濃度の検査は、薬を飲んで二時間後位のちょうど濃度が最高になった頃に採血します。薬を飲む直前のちょうど薬が一番薄まった頃に採血して調べる方法もあります。この両方の値を参考にして、一日の内で薬がいつ頃どの位の濃さまで変動しているのか調べることもあります。というのは、薬が濃過ぎれば効き目はよくなるが副作用が出やすく、逆に薬が薄過ぎれば効き目は悪くなるが副作用は出難いからです。

薬はいったん飲み始めたら、必ず毎日正確に飲み続けなければなりません。たいていの抗てんかん薬は一日に二回、朝晩の食後に飲みます。これ以上に細かく別けて飲んでもわずらわしいだけでほとんど効果は変わりません。一日の飲む回数を増やせば増やす程、飲み忘れや怠薬が多くなるというデータがあります。理想的には、一日一回飲むだけで十分になることです。最近の薬は胃で吸収されず、腸まで下ってから、ゆっくり溶けて吸収される徐放剤という製剤に少しずつ変えられてきています。この方が一日の血中濃度の変動が穏やかで、また胃を荒すこともなく、一回位飲み忘れてもすぐ血中濃度が下がって発作が出やすくなることもありません。ですから、安全性や副作用の面でも、普通の製剤に比べて有利な点が幾つもあります。ただ、腸でゆっくりと溶けるための構造として、錠剤にするとかなり大きくなって飲み難いことがあります。また、その徐放剤の「抜けガラ」が腸で吸収されず便の中に排泄され、飲んだ薬がそのまま出てきたと勘違いしてびっくりすることがあります。細粒もやはり少し大きめな粒子になり、これも時に便の中に現われ、ツブツブがそのまま出たと子供がびっくりすることがあります。

発作の種類やてんかんの種類に合わせて、まず一番効きそうな、そして一番副作用の少ない薬が選ばれます。それを体重に合わせて、初めはその予定量のおよそ半分位が試しに投与されます。始めからいきなり予定量を使うと、慣れないうちは眠気やフラつきがひどく、患者が耐えられずその薬を拒否してしまうことがあるからです。こうなってはたとえ効くはずの薬でも使えなくなりますので、初めは慣らしの期間を置くのです。そして慣れて来た頃を見計らって徐々に投与量を上げて行きます。もちろん、最初の慣らしの期間の少ない量でも、ピタリと発作が止まって、とても良く効くことがありますから、その時はそのまま少ない量で続けて飲んでもらいます。投与量を上げて行ってもなかなか発作が止まらず、血中濃度がどんどん上がり、中毒症状が現われ始めるギリギリの線まで増やしてもだめな時は、その薬を諦め、次の薬を開始します。この時も、基本的には初めの薬と同じように最初は少なめで徐々に増やして行きます。と同時に初めの効かなかった方の薬は徐々に減らして行き、ゆっくりと二番目の薬と差し替えて行きます。以後同じ要領でとにかく発作が止まるまで次々に薬を入れ替えて行きます。薬の副作用は、種類が幾つも重なるとより現われやすくなるので、薬はできるだけ混ぜ飲みしないようにすることが大切です。

てんかんの薬は、加えて行くのは副作用以外に余り問題がないのですが、減らしたりあるいは中止したりする時に、注意が必要です。急に減らしたり、切ったりすると禁断症状が出たりあるいは反動で発作がひどくなることがあるからです。くれぐれも自分で勝手に判断して急に飲むのを止めたりしないで下さい。自分ではゆっくり減らしているつもりでも、医者から見れば急速に減らしていることになりかねません。

発作が止まっているのだが、薬はこのまま一生飲み続けるのでしょうか、という質問をよく聞きます。そんなことはありません。基本的には、発作が止まればその後同じ薬の量で最低三年間は飲み続け、それでも発作がなく、また脳波も良くなっていれば、その後半年から一年位かけて、ゆっくり薬を減らし最後に中止することができます。なぜ発作が止まってから三年間も同じように飲み続けなければならないかというと、発作が見た目で止まったからと言っても、発作を起こす電気ショートの火種はすぐには消えないからです。火種は抗てんかん薬という消火剤を振りかけ徐々に小さくして行き、長い時をかけて消えて行くのです。ある学者はこのことを説明するために、「火消し壷効果」にたとえて説明しています。これは一昔前にあった消し炭を入れる壷のことで、たとえ壷の中に燃えている炭を入れてもすぐには火種は消えません。蓋をして酸素の供給を止め、しばらく待たなければなりません。あわててすぐに中の炭を外へ取り出してしまうと、いったん消えかかっていた炭はすぐまた赤く燃え上がってしまいます。このように、発作が止まったからといって、すぐに薬を止めてしまうといったん治りかけていたてんかんがまた再燃してしまうことになります。長い人生、若い時の三～四年間などは後で考えて見ればあっという間の出来事です。慌てずに、ゆっくりと治して行くように心がけましょう。

主な抗てんかん薬について

代表的な抗てんかん薬について少しお話ししましょう。先のお話しのように、てんかん発作の分類に従って、効く薬を選んで行きます。最もポピュラーに使われるのは、部分発作にはカルバマゼピン、全般発作にはバルプロ酸です。最近、新しい抗てんかん薬がいろいろ出ていますが、やはりこの二つが最も副作用が少なく、使いやすいものです。まず、この二つを各々最大限まで増やしてみて、それでもコントロールができなければ次に選ぶ薬は主治医の好みに応じたものになるでしょう。この二つの薬がよく効く時に感じる手応えはとても良いもので、投与開始して数日以内に発作は確実に消え、また脳波も改善するというものです。患者から受ける感じは、それまで曇り空に時々雨や嵐が吹き荒れていたのが、サッと晴れ渡り、快晴の青空に太陽がサンサンと輝くようになるということです。

バルプロ酸

→全般発作、全般てんかんの第一選択剤です。

バルプロ酸は最もポピュラーなオールマイティの抗てんかん薬といわれますが、実際は、全般発作に使った時に比べ、部分発作にはあまりよく効くとはいえません。ですから、部分発作と分かったら、まずカルバマゼピンの方がよいでしょう。しかし、全般発作に対しては、やはりバルプロ酸はよく効きます。特に、欠神発作（特に定型欠神発作には、劇的な効果があります）、ミオクロニー発作、脱力発作にはよく効きます。特にウエスト症候群、レンノックス症候群には欠かせない薬です。また、部分発作があっても、脳波上で異常波がかなり全般性に出ているときにも、よく効くことがあります。しかし大発作には強力には効かないかも知れません。

シロップ、散剤、錠剤があり、好みに応じて材質を選べます。この薬は後味が甘みのないハッカのようで、お世辞にも美味しいとはいえません。たとえ甘みがあっても、口の中で味わわず、すぐに飲み込むことです。この薬はもともと有機溶剤なので、放置すると空気中の水分を吸ってベチャベチャになります。そのため散剤や錠剤は水分を防ぐコーティングがされていて、一粒ずつが大きいのです。シロップは倍量に薄めて肛門から注入しても良く吸収されます。

飲み初めの頃は、少量からの漸増投与を推奨します。バルプロ酸はかなり大量に服用しても中毒症状は起こりません。大量投与によってやっと効果が出ることもあるようです。

副作用はいろいろありますが、それがひどくて投与を中止しなければならないものはほとんどありません。赤ちゃんにもよく投与され、そのうち一万人に一人の確率で致死性の肝障害が出たことがひどく大げさに扱われ、ひところ小児科医に嫌われたことがありました。しかし、これはごく稀な特異体質を持った患者に見られたもので、そういう意味では別の薬でも同じことが起こり得るわけで、それほど神経質になることはないでしょう。ちなみに長年てんかん診療を専門にしてきた筆者自身はそのような例を経験したことはありません。非常に稀に〝血小板減少性紫斑病〟（血液の病気の一つで、血小板という血の中の成分が少なくなり、血が止まりにくくなる病気のこと）が起こるといわれますが、そういうことを考えたとしてもなお、使いやすい薬です。その他の比較的よくある軽度の副作用は胃腸の症状です。何となく胃の調子が悪い、あまり食欲がない、という位が多いのですが、特別に痩せてしまうことはありません。普通の製剤ではほとんど胃で吸収されるので、先にお話しした徐放剤という腸でゆっくりと吸収されるようにした製剤を使えば、胃の症状は取れるでしょう。逆に、これはもともと少し太めの人が多いのですが、かえって食欲旺盛になり、太ってしまうという、特に若い女性には悩みの種になることもあります。

他にも、まれですが、髪の毛が抜ける（ひどいハゲにはなりません）、指が震える、眠くなる、白血球が減る、などというのもあります。しかし白血球が減り過ぎて細菌やウイルスに対する抵抗力が落ちてしまうことは滅多にありません。また、これもまれですが、妊娠の特に初めの頃この薬を服用していると、胎児の背骨に縦の割れ目が残ってしまうという奇形が生じることがあります。他にもまれですが、高アンモニア血症、膵炎などがあります。またカルバペネムという抗生物質と併用すると血中濃度が下ります。

カルバマゼピン →部分発作、部分てんかんの第一選択剤です。

カルバマゼピンは部分発作以外には効かないでしょう。もし間違って代表的な全般発作である欠神発作に投与した場合、かえって発作を悪くするかも知れません。しかし良性部分てんかん（特に中心側頭部にてんかん焦点を持つ小児良性部分てんかんでは、劇的な効果が見られます）には、とてもよく効きます。側頭葉てんかんでも、まず最初に投与すべき薬です。

散剤と錠剤がありますが、錠剤はかなり大きくて、少し飲みにくいかも知れません。粉にして水に混ぜて懸濁液にすると、肛門から注入してもよく吸収されます。飲み初めは少量からの漸増投与を推奨しますが、大量になると眠気やふらつきが出てきます。また、ある一定量を越えると効果もそれ以上は上がりません。

副作用は、眠気と皮膚の発疹が代表的なものです。この薬を飲み初めて間もない頃は、まだ肝臓がこの薬の処理の仕方に慣れないため、よく眠くなりますが、しばらくすると解消します（どんな薬でも、胃腸から吸収されると全て肝臓という検問所を通り、最後に腎臓から排泄されます。また更にこれが脳に到達するには、〝血液—脳関門〟というとても厳しい検問チェックをパスしなければなりません。結局、最後まで検問に引っかからなかった一部の選り抜きの薬が脳の中で抗てんかん薬として働くことになるのです）。またカルバマゼピンは薬疹が出やすいので有名です。麻疹（はしか）や風疹（「三日はしか」ともいいます）のような小さな赤い斑点が見られますが、あまりひどければ投与を中止せざるを得ません。わずかの発疹ではそのまま投与し続けて様子を見ていると、そのうち次第に消えてしまうことがあります。てんかんと同時に喘息を持っている人では、テオフィリンという喘息の薬を一緒に飲むと、カルバマゼピンの血中濃度が上がり過ぎることがあります。これは眠気やふらつきの元になるので、注意しなければなりません。その他にも胃潰瘍の薬シメチジンやグレープフルーツとの併飲はやめましょう。またクラリスロマイシンにより血中濃度が上ります。またまれですが、カルバマゼピンでも妊娠中に服用していると、特に他の抗てんかん薬と併用している場合に、胎児に奇形が生じることがあります。

ゾニサミド　→日本で開発された抗てんかん薬です。

ゾニサミドは、バルプロ酸、カルバマゼピンに次いで使いやすい薬です。この薬もバルプロ酸のようにオール・マイティのような感じの薬ですが、まだ外国ではあまり使われていません。それは、この薬の副作用として腎臓結石が起こりやすいという報告があるからです。しかし、それよりもむしろ、この薬が発表された頃に、ちょうどジャパン・バッシングの風潮が外国で広まっていたせいかも知れません。最近、欧米でもこの薬を見直す気運が出てきているのは嬉しいことです。効果の性格からみると、ちょうどカルバマゼピンとフェニトイン（後述）の中間のような感じです。この二者が効かないような発作でも、ゾニサミドがよく効くことがあります。しかしこの逆のこともありますので、それほど強力な薬というわけではありません。部分発作に使う薬の順番は、今まではカルバマゼピンの次はフェニトインだったのですが、もしフェニトインを使うなら、その前にゾニサミドをお薦めします。なぜなら、フェニトインにはすぐにそれと分かる副作用が現れやすいという欠点があるからです。ウエスト症候群やレンノックス症候群にも、バルプロ酸の次に推奨したい薬です。特に、レンノックス症候群の強直発作にも効くことがあります。

散剤と錠剤があります。飲み初めには漸増投与をお薦めしますが、この薬はかなりの大量でも中毒症状が出ることはほとんどないようです。しかし、ある一定量以上に増やしても効果はそれ以上あがりません。

この薬には、先ほど上げた腎臓結石以外にもいろいろ副作用があります。眠気、ふらつき、元気がない、食欲がない、痩せる、などの症状が時にみられます。確かに、食欲が低下し少し痩せることがあり、患者の太めのお母さんなどは「ダイエットにちょうど良い、私が飲んで痩せたい」などと冗談を言われることがあります。しかし身長の伸びを抑えることはないようで、あまり大きな問題にはならないと思います。他の副作用には、汗をかかなくなることがあり、真夏に熱が身体にこもることがあります。また、気分が極端に変わり、人が変わったようになることも、ごく稀にあるようです。

フェニトイン →良く効く薬ですが小児科医に嫌われます。

やや古い薬ですが、今でもまだ最もポピュラーな抗けいれん薬です。ジアゼパムの静注でも抑えきれないようなけいれん発作の重積状態に静注すると威力を発揮します。最近、フォスフェニトインという新しい静注薬が発売され、より使いやすくなっています。また、部分発作や大発作はもちろんのこと、全般発作のうち強直発作にも効きます。しかし全般発作のうち、欠神発作、ミオクロニー発作、脱力発作には効きません。

ごく最近の国際学会でも、日本では未だ使われていない新薬を既によく使っている米国のドクターですら、フェニトインはやはりよく効く薬だという実感を述べていたのには驚かされました。

散剤と錠剤があります。フェニトインは投与量の安全域が狭く、投与量の調節が難しい薬です。普通、たいていの薬は投与量を増やしていくと一次関数（すなわち直線）的に血中濃度も増えていきますが、フェニトインはそうではありません。ある一定の投与量を越えたとたん、血中濃度は予想に反して鰻登りになってしまいます。そうするとほんの少し投与量を増やしただけで、中毒症状が起こってしまいます。ふらつきがひどく、嘔吐したり、物が二重に見えたり、眼球がゆらゆら揺れたり、とても立っていられなくなります。こういう理由からも特に体重の少ない子どもには使いにくい薬です。しかし、こういう中毒は、体格の良い成人男子には起こりにくいようです。

他にも有名な副作用があります。歯茎の腫れと体毛が濃くなることです。しかし、歯茎の腫れは、歯磨きを励行しいつも口の中を清潔にしておくことでかなり防ぐことはできます。また体毛が濃くなる人は、もともと体質的にやや体毛が濃い人が多いようです。特に妙齢の女性には、このような副作用はかなり重大です。もちろん、このような副作用はフェニトインの投与を止めればまた元に戻ります。

フェノバルビタール →よく効く薬ですが眠気が困りものです。

古い薬で睡眠薬の一つです。大発作やけいれん性の発作にはとてもよく効きます。やや即効性には劣りますが、けいれん発作の重積状態に筋注すると効果を発揮します。最近、フェノバルビタールの静脈注射用の製剤も市販され、けいれん重積症に使われています。ただ、同時にジアゼパムを静注すると呼吸抑制をきたす恐れがあるので十分な注意が必要です。フェノバルビタールは全般発作のうち欠神発作、ミオクロニー発作、脱力発作には効かないでしょう。たいていの赤ちゃんのけいれん発作に第一選択薬として使われます。特に新生児のけいれんには、脳の組織を保護する作用もあるといわれ、よく使われます。しかし長期間使うとすれば、発作型を十分に見極めバルプロ酸かカルバマゼピンに置き換えた方がよいかも知れません。それは、この薬が覚醒度を下げ、認知障害を引き起こして知的な発達を妨げてしまうからです。以前はリスクの高い熱性けいれんの予防に使われましたが、最近はそういう理由から、ほとんど使われなくなりました。

シロップ、散剤、錠剤があり、好みに応じて材質を選べます。また赤ちゃん用の坐薬もあります。

副作用で最も問題になるのは眠気です。もともと睡眠薬ですから眠くならないはずはなく、長く飲んでいれば慣れてきますが、全く薬を飲んでいない状態とは違います。小児では、この眠気が別の形で現れることがあります。それは、一瞬もじっとしていずに動き回ったり、注意散漫になることです。このことを〝多動〟や〝注意集中困難〟といいます。これは子供の寝る前のひと暴れや、大人が酒に酔って寝てしまう前の一騒ぎと同じ状態といわれます。

プリミドンという薬は吸収されると大半はフェノバルビタールに変わります。したがって、プリミドンとフェノバルビタールとを併用することは、眠気を強めるだけで全く意味がありません。しかし、プリミドンは体内に吸収されると3種類の薬を同時に服用したことと同じ意味があり、もし、フェノバルビタールを試しに使うとすれば、プリミドンの方が3倍の確率で効くかも知れません。ただし、これはあくまでも理論上のことでしかありません。最近、フェノバルビタールの比較的大量投与が難治の発作に有効だったという報告があります。

全く別の系統の抗てんかん薬ですが、古い薬でスルチアム（オスポロット）という薬があります。これは隅に置けない薬で、先述の小児良性部分てんかんで、カルバマゼピンという薬がよく効きにくい例でもとてもよく効きます。また、眠気もほとんど出ませんので、もしカルバマゼピンでうまくいかないようなら是非お試し下さい。

エトサクシマイド →バルプロ酸デビュー以前の欠神発作の特効薬です。

全般発作の欠神発作、ミオクロニー発作、脱力発作に効きますが、その前にバルプロ酸を使うべきでしょう。なぜなら、この薬はまれに大発作や強直発作を引き起こすことがあるからです。また大発作や強直発作を抑えることはできません。部分発作には全く無効です。やはり眠気がよく見られます。定型欠神発作でも、時にバルプロ酸だけでは止まらない場合がありますが、その時にはこの薬を併用するとよく効くことがあります。

ベンゾジアゼピン系の薬剤 →どれも〝慣れ〟の現象が起こります。

ベンゾジアゼピン系の薬剤は、ジアゼパム、クロナゼパム、ニトラゼパム、ロラゼパムなどの「〜ゼパム」という語尾の付いたものがそれです。これらの薬は脳の神経細胞の膜にあるベンゾジアゼピン・レセプターという名前の鍵穴にはまりこんで神経細胞の興奮を抑える作用があります。この特定の鍵穴は無数にあるのですが、いったん薬が全部の鍵穴にはまりこんでしまうと、もうそれ以上は神経細胞の興奮を抑える作用はなくなってしまいます。こうなってしまうことを、この薬に対する〝慣れ〟が生じた、といいます。ですから、この薬剤は、飲み初めはとても切れ味のよい効き目を感じますが、数週間も経つとまたじわりと発作が出始めます。そしてまた薬を少し増やすとまたしばらく発作は治まります。こういうことを繰り返し、ついには薬をそれ以上増やせなくなっても発作はまた顔を出してきます。この薬剤は、どれもたくさん飲むと眠気とふらつき、脱力がひどくなります。また逆に発作が増えることもあります。そして更に悪いことに、量を減らして行く時に早く減らし過ぎると〝反動〟で発作がひどくなることがあります。そうなると、押すことも引くこともできなくなり、ひどい副作用と発作とを同時に抱え込んでしまうことになります。ですから、こういう泥沼状態になる可能性を持つ薬だということを十分に心得た上で使う必要があります。こういう抜き差しならない状態を防ぐために、週単位で薬を使ったり切ったりするか、あるいはベンゾジアゼピン系の薬を週単位で順にどんどん取り替えていくという方法もあります。もちろん、使い初めのごく少量でも、ずっとよく効き続けることもありますから、全くやっかいなだけの薬というわけでもありません。

ちなみに、クロバザムも、ベンゾジアゼピン系の抗てんかん薬の一つです。副作用に関してはは他のベンゾジアゼピン系の抗てんかん薬より少ないようですが、やはり眠気とふらつき、気道分泌物増加などの副作用が全く無いわけではありません。年長児、成人の部分発作に有効ですが、それほどよく効く薬とも言えません。〝慣れ〟の現象が現れ、いったん効いていたと思っていても再び発作が現れることがあります。

ジアゼパムにはシロップ、散剤、錠剤があります。一般に、この薬は長期間飲み続けるのではなく、一回限りの頓服として使うべきでしょう。もともとこの薬は、ほとんど全てのタイプのてんかん発作の重積状態に対して静注して効果を発揮するもので、静注以外の投与経路もいろいろ考案されています。静注以外の投与法で緊急時に最も効果的なものは、注射液を直接肛門に注入することです。しかしこれは家庭では簡単にはできません。その代わりが坐薬です。ジアゼパムの坐薬には、適当な量のものが何種類かそろっています。これを常に持ち歩けば、子どもがけいれんを起こしても救急車を呼ぶような事態が少なくなるでしょう。

ジアゼパムの頓服は、発作の予防薬としても効果があります。たとえば修学旅行などで旅行中にできるだけ発作を起こさないようにするには、出発の前夜から旅行中も毎晩寝る前にジアゼパムの錠剤を頓服するとよいでしょう。しかし、この場合、ふだんはベンゾジアゼピン系の薬をほとんど服用していないことがよく効くための条件です。

付録の表5に抗てんかん薬の情報をお示しします。

薬が効かないてんかんの一部は、もし条件さえ整えば、脳外科的な治療で完全に治すことができます。

てんかんの外科治療とはどんなものか？

てんかん治療の第二の武器は、外科治療です。脳外科治療というと、脳を切り刻むという恐ろしげなイメージが想い浮かぶかも知れませんが、最近の脳外科手術の進歩には目を見張るものがあります。以前には考えられなかった非常に細かい手術の作業が、顕微鏡を使って楽にできるようになりました。

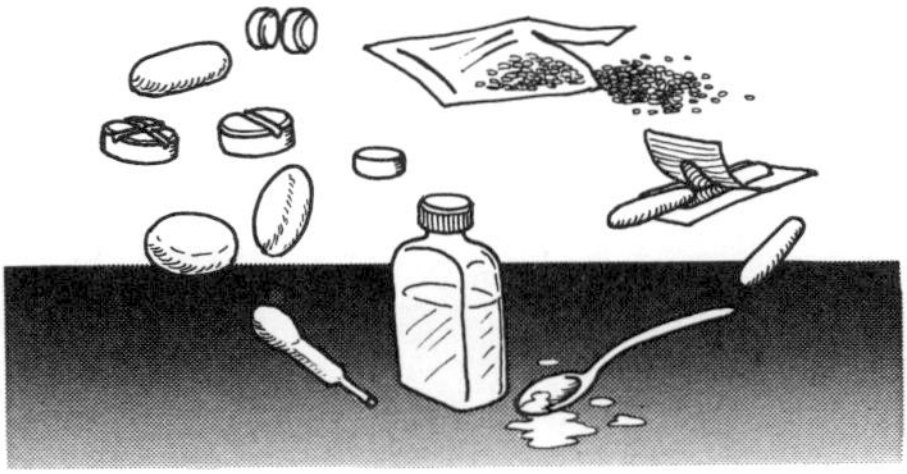

また三次元の立体的な脳の位置の計測技術も進み、切除する組織の位置のくるいはミリ単位になっています。更に、麻酔の技術も進んで、手術の危険性ははるかに少なくなり、十分満足のいく手術成績が得られるようになりました。そしててんかんの発作だけを取り除き、後遺症を残さず、手術の成功で完璧な社会生活に戻れる人がどんどん増えています。このような手術の成功が当り前になってきているのも、現代の科学技術の発達の賜物です。

外科的治療の可能性の判定基準

しかし、当り前ですが、むやみやたらとてんかん患者の脳を手術することができるわけではありません。参考までに、以下に外科的治療の可能性の判定基準をお示しします。

一　長年に適切な薬物治療を行っているにもかかわらず、発作が抑制されない。
二　発作が頻回に出現し、日常生活に著しく差し障る。
三　てんかんの原因になっている部分が、脳の一部分に限られている。
四　その脳の部分を外科的に切除しても、後に著しい機能障害を残さない。
五　年齢がおおむね十五歳以上（この年齢は、最近少しずつ下がっています）で、持続的な精神症状がない。

六　発作が手術により消失ないしは著しく改善すれば、社会復帰の可能性が高い。

側頭葉切除術とはどんな手術か

いくつかてんかんの手術法についてお話しします。最もよく行われ、しかも最も成功率の高い手術法は、〝側頭葉切除術〟です。

側頭葉てんかんは、思春期から青年期にかけて発症する部分てんかんの一つで、なかなか治り難いことがあります。発作を起こす元は側頭葉という部分に限られ、そこを切り取ってしまえば発作が起こらなくなり、つまりてんかんは治ります。

側頭葉は左右一個ずつあって、ちょうどこめかみから耳の奥のあたりにのっかっている脳の部分です。側頭葉の内側には、扁桃核、海馬などと呼ばれる特殊な神経細胞の塊があって、よくてんかん発作を引き起こす場所です。発症が若くて早い時期で、しかも発作が頻繁にあり長い間てんかんが治らない人は、この扁桃核、海馬の部分が萎縮していることが、MRI画像で分かります。こういう所見や、発作の最中の脳波の電気ショートの拡がり方やSPECT、PETなどの結果から、あるいは、最近はそれにMEGの結果も参考にしてどのあたりをどの位切り取るか、正確な見当を付けてから、切除術に踏み切ります。もちろん、あらかじめ記憶や言葉の問題が起こらないかどうか、十分に検査をして手術しますが、この部分の手術では後遺症が残ることはほとんどありません。むしろ、究めて安全で成功率の高い手術です。

記憶や言葉の問題について、少しお話しします。この二つの脳の働きは利き手と深い関係があります。たいていの人は右利きなので記憶や言葉の中枢は、反対側の左の脳にあります。ところが左利きの人の一部はこの中枢が右側にあることがあります。側頭葉を少し多めに切り取ると、もし同じ側に言葉や記憶の中枢があった場合に後で問題が起こることがあります。これ

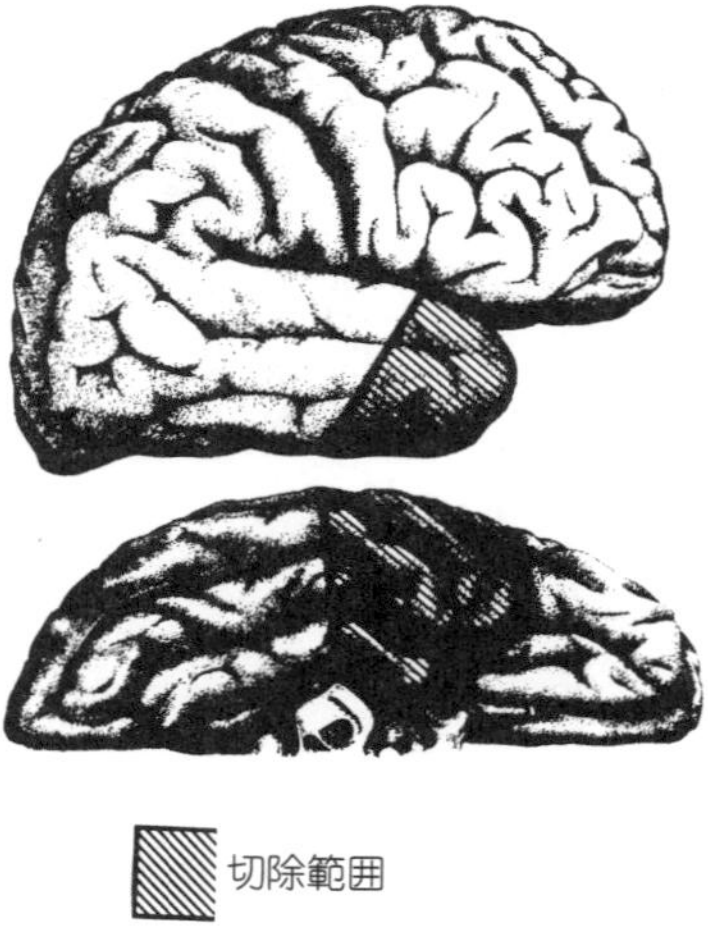

側頭葉切除術

を防ぐために手術前に厳密な検査をしなければなりません。たとえ手術で発作が止まっても、後で言葉が不自由になったり記憶が曖昧になっては非常に困ります。そのために考案されたのが和田テストです。これは左右の頸動脈の各々に静脈麻酔薬を注入して片方ずつの脳を眠らせてしまう検査です。こうすると、眠った側の脳にもし言葉や記憶の中枢があれば、その時一時的に言葉が不自由になったり記憶が曖昧になったりします。この結果を詳しく分析して、どちらの脳に言葉や記憶の中枢があるかを判定します。子供の場合、たとえ右利きだとしても三～四歳以前に左の大脳半球が障害されると、言葉や記憶の中枢はまるで新しいよい家に引っ越しをするように、障害されていない右の脳に移転します。大人ではこんなことは考えられませんが、子供の未熟な脳ではやり直しがきくのです。

脳梁離断術とはどんな手術か

これは主にレンノックス・ガストー症候群のような全般性の倒れる発作、特に強直発作や脱力発作を持つ患者にお勧めの手術です。発作を完全に止めてしまう程の威力はありません（中にはまれに発作が止まる人もあるそうですが）が、発作の規模が小さくなり、倒れなくなります。脳梁というのは読んで字の如く、脳の梁という意味で、左右両方の大脳半球を結ぶ神経線維、即ちケーブルの束がちょうど梁のようになっている部分です。真横から見ると、ちょうどひらがなの「つ」の字のような格好をしていて、感じとしては貝柱に似ています。脳梁の前三分の二はちょうど左右の前頭葉の連絡をする部分ですが、ここにメスを入れて左右の連絡を切断すると、発作の時の電気ショートが両側の脳に同時に伝わらなくなり、発作の規模が縮まるといわれます。脳の組織を切り取るわけではないので、手術による欠落症状はほとんどありません。

発作で倒れて怪我をするような患者には、安全性を高めるための手術方法としてお薦めです。

MST（軟膜下皮質多切術）とは

アメリカで開発された新しい手術法です。脳の表面を覆っている軟膜という膜のすぐ下の、大脳皮質と呼ばれる神経細胞が集まっている層のみを切り刻むやり方で、脳の組織を切り取るものではありません。主に運動神経の元が集まっている「運動領野」と呼ばれる脳の部分から発作の電気ショートが生じてくる場合にやられる手術です。この手術により、神経細胞同士の横の連絡経路が切断され電気ショートが拡大するのを防ぐことができ、しかも本来の運動神経の働きはほとんど損われません。今までは運動領野にてんかんの発作焦点がある時は、必ず後遺症として運動麻痺が出てしまうので手術はほとんどされなかったのですが、この方法を使えば安全に手術ができます。この他にもいくつか手術法がありますが、割愛いたします。

外科的治療の適応年齢

てんかんの外科治療に関する、最近のアメリカ・カナダなどの先進国の傾向は、適応年齢がどんどん下がっていることです。長年てんかん発作を患い、三〇代後半あるいは四〇代以後にやっと外科手術で完全に発作が止まっても、それまで加わってきた幾多の複雑な問題までもがその時点で一挙に解決されるわけではありません。かえって発作があった頃の方が何かと待遇がよかったなどと考えてしまい、発作から解放されたありがたみが半減してしまうことさえあります。そうならないためにも、まだいくらでも人生のやり直しがきくような若い年代に早く外科手術をやるべきと思います。発症してからどの位で見切りをつけて手術するかは、判断に迷うところです。しかし、先にお話ししたように、発作のある生活が長く続けば続くほど、キンドリング効果によってますます発作の経路が確立し、拡大して行くことは十分に分かっています。脳の中での、発作焦点が周囲の脳組織の働きも徐々に損ねてしまうという影響もさることながら、本人自身の、長年発作が止まらないことによる心理的、社会的な影響もどんどん程度を増してくるはずです。進学や就職も全て発作があることを前提にして考えなければなりません。もし進学を考える前の時点で手術できれば、そういうハンディを考えずに進路を決めることができます。こういうやり直しがきくという利点を追及すると、前述の「言葉の中枢が引っ越しする」位の幼い年齢で手術をすればかなり補正がきき、今までのハンディをほとんど完璧にカバーできることも考えられます。しかし年齢があまり若過ぎると、逆に十分な検査ができないという欠点もありますから、むやみに幼い年齢の手術を進めるのもよくありません。

その他の治療法

最近、動物実験などで、迷走神経（副交感神経）を刺激するとてんかん性の異常波や発作が抑えられるということが分かり、これを応用した手術治療がやられるようになりました。ちょうど心臓のペース・メーカーのようなものを身体に埋め込んで、そこから弱い刺激電流を出して、頸を通る迷走神経に巻き付けたコイルで迷走神経を刺激するものです。外科的な切除手術などと違い、根本的なてんかんの治療ではありませんが、他のどんな治療法でもうまく行かない時には有効かも知れません。他にも視床核に電極をうめ込む方法がありますが試験的なものです。

映画「誤診」について

小児のてんかんを題材にしたビデオ映画があります。医療従事者にとっては最も不名誉な言葉「誤診」を日本語のタイトルにしたこの映画の内容は、現代のてんかん医療への警鐘とみるべきでしょう。

「誤診」という言葉はとてもインパクトは強いのですが、この映画の中ではどの医者も誤診をしたわけではないので、内容とは全く合わないタイトルになっています。

学齢期前の男の子に突然に発症した大発作型の難治てんかんのために、幸せだった一家は窮地のどん底に陥ります。発作は頻発し、種々の抗てんかん薬はことごとく無効で副作用だけが前面に出てきてしまうという、難治てんかんの経過として最悪の事態を迎えます。ついに外科的治療に踏み切るという寸前に、母親が探し当てたケトン食療法が効を奏して男の子のてんかんは治り、一家の危機が救われるという、とても感激するようなストーリーです。難治てんかんの子供を抱えた家族の苦労、藁にもすがりたい患者や母親の心理がひしひしと伝わってくる映画でした。また医者に対する不信感を募らせていく過程もリアルに描きだされていました。不信感を募らせていくと、最後に医者は患者にとっての敵になってしまうわけです。

この映画の原題には、ヒポクラテスの言葉にある「First, do no harm・・（まず、害を与えず・・)」という一句が当てられています。現代のてんかん治療は薬の副作用や手術など、患者に害を及ぼすだけだという批判の意味なのでしょう。しかし、このストーリーは、あくまでもある特定の患者に当てはまった非常に特殊な結果として見るべきと思います。そうでないと、現在行われている普遍的なてんかんの薬物治療よりも、ケトン食療法の方が優れているという観念を一般の人々に与えかねません。そして、あたかも医者がわざとその秘法を患者に隠しているかのように取られがちです。ケトン食療法はとても特殊な治療法で、成功率はそんなに高いものではなく(この映画の中では三〇%が治るといっていますが・・)、また決して楽な治療法ではなく、副作用が全く無いというわけにもいきません。

身体の全てのエネルギーは普通細胞の中でブドウ糖という炭水化物を燃やして作られますが、飢餓状態になるとブドウ糖が不足するため脂肪を燃やしてエネルギーに変えるようになります。この時脂肪の燃えかすとしてケトン体という物質が生じます。このケトン体のうちの一つにアセトンという物質がありますが、それは腐ったリンゴのような臭いがします。患者の吐く息がその臭いになります。そしてその時血液は酸性になり、よくてんかん発作が抑えられるようになりますが、そのわけはよく分かっていません。こういう現象を利用して、難治てんかんを治療する方法がケトン食療法です。ですから最初にまず飢餓状態を作るために数日間の絶食期間が必要です。ケトン食の内容は、炭水化物が少なく、脂肪とタンパク質が多い材料から作った食事で、三大栄養素の極端なアンバランスを作り出すものです。乳幼児のウエスト症候群や五歳以下のレンノックス症候群に効果があるといわれています。しかし、この治療を数年間も続けるためには相当の覚悟と忍耐が必要です。毎日の細かい食事制限の煩わしさ、不機嫌や嘔吐、下痢などの直接の副作用、育ち盛りの時期の慢性的栄養不足とアンバランスなど、クリアしなければならない条件がかなりあります。何よりも本人と母親はもちろんのこと、家族全員の一致協力体制が必要です。せっかくこの治療法を指導しても、完全な食事制限ができずに挫折してしまう例が数多くあります。筆者の経験、見聞したところでは、まれに成功する例は、母親が栄養士や看護師など、その道のベテランだったりした場合でした。最近、MCT（中鎖トリグリセリドという脂肪分の構成要素の一つ）ミルクやMCT食というような特殊な栄養食品をケトン食の代わりに使用する方法も考案され、以前に比べて味はよくなり、やや治療がやりやすくなっているようです。

ケトン食療法では、長期投与でやせたり、身長が伸びない、などということはありません。感染症に対する抵抗力が弱くなる傾向があるようです。最近、乳幼児期に発症する難治てんかんと重度の精神運動障害を合併する、グルコース・トランスポーターGLUT1

の欠乏症という新しい遺伝子病が発見されました。この病気にはケトン食療法がよく効きます。

しかし臨床医学の世界でも、てんかんの治療に限らず、インパクトの強い、はでな新しい外科的治療法ばかりがもてはやされる傾向はあるようです。華やかな治療法の影に隠れたケトン食療法やビタミンＢ６の大量療法のような地道な治療法についても、再検討すべきなのかもしれません。

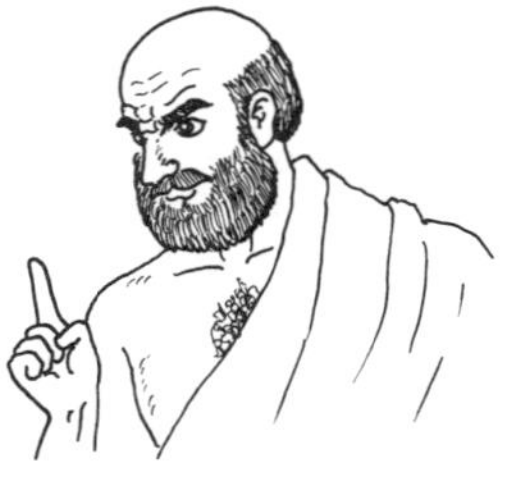

First, do no harm・・・

10. 難治てんかんとはどんなものか？

てんかんの八割は薬で治るとお話ししましたが、残りの二割の内の一部も、さきのお話しのように外科的な治療法で治ります。残った一割程が治らないてんかん、すなわち〝難治てんかん〟で、今後解決を迫られる大きな問題を抱えています。実際、わずか一割と言っても元の百万人からすると十万人という数で、決して少ないともいえません。

難治てんかんとは、現在のあらゆるてんかんの治療法を駆使してもなお治らないてんかんのことです。脳外科的治療をするためにはある一定の条件が必要ですから、もし薬が全く効かなくて、しかもこの条件にも合わなければ、もはや打つ手はないといわざるを得ません。こういうてんかんの数はかなり限られ、新しい抗てんかん薬が出るつど、少しずつ減ってはきますが、やはり存在します。その中の大半が〝てんかん性脳症〟といわれるものです。これは、脳全体が何かその働きを損うような慢性の大きな問題に巻き込まれてしまい、いろいろな脳の働きの異常を表わす症状が出てくるものです。脳炎のような激しい症状や特有の検査所見が出ないので、脳炎に近い、何か脳全体の慢性の病的な状態という意味で、〝脳症〟と呼びます。

大田原教授の提唱した〝年齢依存性てんかん性脳症〟の中には、年齢による脳の発達に伴って発作や脳波が変化して、四段階の変貌をとげるてんかんの種類があります。それは、初発年齢の低い順に、大田原症候群、ウエスト症候群、レンノックス症候群、ＳＥ－ＭＩＳＦ（多焦点性棘波を持つ重症てんかん）です。ただしこのうち二番目のウエスト症候群（点頭てんかん）だけは特別で、潜因性の場合に限りＡＣＴＨという薬が特効薬となります。この場合のみ、脳症が治ることがあります。脳症のいろいろな症状の中には、知的障害、精神的障害、運動障害などがありますが、そういう症状の内の一つとして「てんかん発作」がみられます。ですから、このような病状では、単にてんかん発作だけを抑えても、脳症自体を治療することはできません。また、逆に底に潜む脳症自体が改善されなければ発作はなかなか止まりません。

てんかん性脳症の発作は短い全般発作ですが、回数は非常に多く、日単位で見られ、年齢が高くなると徐々に減ってはきます。しかし、発作が減っても脳症自体はほとんど改善しません。よく発作が多いと知的障害がひどくなるといわれますが、発作が多いということは脳症自体の勢いが強いということを表わしていますから、発作そのものが知的障害の原因というわけではありません。現在のところ、残念ながらまだてんかん性脳症自体を治療する薬はありません。しかし、その謎を解明し、治すための研究は多くの研究者たちによって日夜続けられています。将来、てんかん性脳症を治す薬もきっとできるでしょう。

てんかんの新しい治療薬

難治てんかんの治療について、少し付け加えておきたいことがあります。それは、以前国際てんかん学会に出席する機会があったのですが、その時に受けた強烈な印象です。その強烈な印象とは、欧米先進国に比べ日本は新しい抗てんかん薬の投与開始に大幅に遅れをとってしまった、ということです。現在、てんかんの発作抑制のための新薬の開発は、先に例をみない程のラッシュとなっています。たとえば、piracetam, oxcarbazepine, tiagabine, vigabatrin, ganaxolone, losigamone, N-methyl-tetramethylcyclopropyl carboxamide, nimodipine, pregabalin, remacemide, regatabine, rufinamide, sortolide, antiepilepsirine, AWD 131-38, herkoseride, NPS 1776, NW 1015, SPD 241, stiripentol, talampanel, valrocemide などがそれです。しかも、中には既に単剤投与（その薬一剤のみの投与のこと）が試みられ、また前述したほとんど全ての新しい抗てんかん薬を用いた、発作のタイプ毎の最適な投与薬剤のリストができあがっています。欧米のみならず日本のすぐ隣のアジアの諸外国でも、こういう新しい抗てんかん薬がどんどん市販されつつあります。

ここ数年、日本でも、新しい抗てんかん薬が毎年発売されるようになってきました。ガバペンチン、トピラマート、ラモトリギン、レベチラセタム（予定）などがそれです。他の新しい抗てんかん薬は、市販されるまでかなりの年月がかかるといわれます。近年、厚生労働省の新薬採用はますます規定が厳しくなり、その結果新しい良い薬でも国内で市販するのがなかなか難しくなり、何年もしないと、あるいは永久に手に入らなくなってきています。そういう良い薬をてんかんを発症したての小児の時期に使えば早く発作が止められるかも知れないのに、みすみすチャンスを逃して発達の大事な時期を台無しにしてしまうことにもなりかねません。臓器移植の手術なども同じことですが、新しい良い治療法を日本にもっと迅速に取り入れるべきではないでしょうか。旧態依然たる、ないしは時代に逆行した日本の厚生・医療制度に歯痒さを覚えるのは、著者一人だけではないはずです。

また先に挙げた新薬の一部について少し説明します。フェルバメート felbamate は再生不良性貧血などの重篤な副作用のため、ほとんど使用できなくなっていますので、挙げませんでした。ビガバトリン vigabatrin も視野狭窄という副作用のため、一部でしか使用できません。現在のところ日本での発売は不可能なようです。この薬は結節性硬化症に合併したウエスト症候群に有効と言われています。ラモトリギン lamotrigine は他剤（バルプロ酸など）と併用した場合、スティーブン・ジョンソン症候群（重篤なアレルギー反応のひとつ）に注意する必要があります。しかし、最初の二ヵ月間の低用量からの漸増により、この副作用はほとんどみられなくなります。ラモトリギンは、小児への適応もあります。副効果として、認知機能の向上などのＱＯＬ改善がよくみられます。また、ガバペンチンは、他剤との相互作用がほとんどありませんが、効果はマイルドです。トピラマートは、ゾニサミドと類似の副作用がみられ、効果は高いのですが効き過ぎという場合があります。レベチラセタムは、副作用の少ない部分てんかんによく効く薬ですが、現在、全般てんかんや小児に対する適応認可が進められています。

また、乳幼児重症ミオクロニーてんかん（ドラベ症候群）に有効な、スチリペントールという薬の発売が予定されています。

11 難治てんかんにはどう対処するのか？

QOLを高めるための包括的治療をします。

難治てんかんのほとんどが、てんかんという病気以外の〝合併障害〟を既に持っているか、あるいはこれから持つことになります。この合併障害は、しばしばてんかんそのものより難題となって覆い被さります。

基本的に、てんかん以外の脳の働きの異常を既に備えているような人に出てくるてんかんは、難治になりやすいといえます。たとえば、知的障害あるいは言葉の遅れのある人や、運動障害のある人には、てんかんの発作がよく出やすく、また治り難いことがよくあります。逆の見方として、難治のてんかんの患者では、情緒障害などの心理的な問題、あるいは精神的な問題、記憶障害などの神経心理学的な問題などがよく起こりやすいことが知られています。慢性的に何年も続く脳の病気が、患者はもちろん患者の家族にも心理的な悪い影響を与えないはずはありません。

こういう複合された問題は、難治てんかんを芯にして雪だるま式に膨れ上ります。さしあたり発作さえ止まればよいというわけでもありませんが、まず発作を何とかして止めることが先決でしょう。しかし、最新の治療法でも止まらないものは仕方がありません。そこで視野を少し拡げるような治療法が必要になります。それは、てんかん発作との共存を基本とした患者の「キュー・オー・エル」QOL（クオリティ・オブ・ライフ、即ち「生活の質」という意味です）という考え方です。

QOLというのは、癌の末期の患者の、癌との共存生活での質をいかに充実したものに高めていくかという考え方から出てきたものです。てんかんは治らないからといって命を落とすことはありませんが、病気で苦しむことは一緒です。ですから、てんかん患者の社会での活動を含め、生活の質をどれだけ充実できるかが、難治てんかんの治療の基本的な考え方になります。QOLの考え方は難治てんかんの患者や癌の末期の患者だけに当てはまるわけではありません。どんな病気でも、また病状が軽くても、さらには健康な人でも、全てに当てはまることです。こういう治療をするためには、包括医療という、患者の生活全体を網羅して包み込んでしまう形の医療が必要です。包括的な医療が十分にできる所としては、てんかんの患者のみを多方面から専門的に診療できる、「てんかんセンター」という病院形態が最も適しています。そのために、てんかんセンターのより一層の充実が望まれます。

しかし、実際てんかんセンターや専門病院はごく少ない限られた地域にしかありません。むしろ地域毎のチーム医療体制を充実させ、患者さんの受診のための移動距離を短くして負担を減らす取り組みが、今後の大きな課題でしょう。各地域のてんかんや小児神経、神経内科、精神科、脳外科の専門医を軸にして、放射線科医、その他の専門医、臨床生理検査技師、保育士、担任教諭、養護教諭、スクール・カウンセラー、臨床心理士、作業療法士OT、理学療法士PT、言語聴覚士ST、作業所指導員、ケース・ワーカー、医療ソーシャル・ワーカーMSWなどの種々の専門職種のスタッフの緊密な横の連絡組織を基にした、てんかんのチーム医療体制の充実が望まれます。現在、てんかん医療ネットワークの構築がすすめられています。

難治てんかんの治療について、少し付け加えておきたいことがあります。民間療法といわれる、何だかわけの分からない治療法についてです。いろいろな民間療法がありますが、これまでお話ししたように、てんかんの本体は脳の電気ショートですから、ここでお話しした以外の根本的な治療法はありません。残念ながら、そのような民間療法に本気で乗ってしまう人がいまだにありますが、それはてんかんという病気のことがまだ一般によく理解されていないということでしょう。民間療法は保険医療として適応されませんから、たいていとても高額な費用が必要です。そのような高額な出費をしてもなお治療がうまくいけばよいのですが、ほとんどが気休めでしかありません。中には宗教的なおまじないのような怪しい治療法を信じている人もありますが、なかなかそういうものを否定するわけにもいかず、正当な治療をしている立場では困ることがよくあります。患者や家族にすれば藁をもつかむ思いなのはよく分かりますが、そのような民間療法は全くお薦めできません。ただ心理的な影響も含め、脳内モルヒネがどうかということも関係するかも知れませんが、毎日の生活を気分良く過ごせるようになることや、その他の身体のコンディションを少しでも良い方に整えることができるようなら、ある程度の効果を買ってもよいかも知れません。しかし、あくまでも補助的な治療法でしかありません。民間療法で、「抗てんかん薬は身体に良くないから止めなさいと言われました」などというのは、全く言語道断です。

てんかん治療の分野で、先にお話ししたことと似たようなものに「漢方」があります。漢方薬でもてんかん発作に効くものがあるといわれます。しかし、これも本来の抗てんかん薬が治療の主体となることを想定しての話で、決して漢方薬のみでてんかん発作を抑えることはできません。身体全体のコンディションを整えるという意味で使われる方がよいでしょう。以前、日本に留学されていた北京大学神経科の先生が、「漢方薬ではてんかんは治りません、私も日本で最新のてんかん治療を学んで、中国でもてんかんの脳外科的治療を始めたいと思います。」と、言っておられたことが非常に印象的でした。彼は現在、故郷の北京でこの理想を実現すべく努力奮闘されております。

12. てんかんにまつわるいろいろな問題について

てんかんにまつわるいろいろな問題は、先のお話しのような合併障害が最も大きなものですが、他にもどうしたらよいか悩んでいるようなことがいろいろあると思います。よく質問されることを幾つか拾ってみました。

てんかんの人は運転免許は取れないのか？
二年以上発作がなければオーケーです

以前の日本の法律では、てんかんという病気があると運転免許は取れませんでした。なぜてんかんは運転免許に差し障るとされていたのでしょう。それは、てんかん発作が一律に突然意識がなくなるものだと思われていたからです。運転中に突然意識がなくなってしまえば、車はもはや無人の凶器となり、暴走を始めます。実際、そういう大事故につながるケースもありますから、それを未然に防ぐという意味では止むを得ないかも知れません。

アメリカ・カナダではハイ・ウェイが発達していて、その事故はかなりひどいものがあり、頭を打ってそれが元でてんかんになるケースもあります。中には既にてんかんがあるのにそうとは知らず運転して交通事故で頭を打ち、なお発作がひどくなる人もあります。この場合は交通事故そのものがてんかん発作で引き起こされたものです。

最近、日本も道路交通法の改正によりてんかんでも二年以上発作がなければ、たとえ服薬していようと、運転免許が取れるようになりました。しかし、この場合、診断書が必要です。他にも、もう少しゆるい条項もありますが、詳細は割愛いたします。

てんかんは発作が三年ないしは大人で五年以上止まっていればそろそろと薬が止められます。そして、薬を飲まなくなれば、もはやその病気は「無い」ということになります。そうなればもう運転免許を持っても法律に触れることは全くないはずです。

てんかんの人は結婚・出産ができるのか？

てんかんの人でも結婚・出産はできます

てんかんの人は結婚できないなどという法律はありません。結婚して、理解し合えるパートナーがいれば、病気もへっちゃらということになれるかも知れません。ただし、もし子供が欲しいと考えるなら、パートナーはできればてんかんのない人を選んだ方がよいでしょう。たいていの遺伝しやすいてんかんの種類としては、たとえば熱性けいれんのように（これは実はてんかんではないのですが）圧倒的に治りやすいものが多いのですが、中にはまれに治り難いタイプのてんかんが子供に出てきてしまう場合もありますので、そういう確率を少なくするために、パートナーはてんかんがない人が理想的です。

妊娠中に母親が飲んでいる薬は全て胎児の身体の中に入ります。バルプロ酸、カルバマゼピン、フェニトインなどの薬が時たま胎児に奇形を引き起こすことがあります。しかし、普通の人の妊娠でもある程度の確率で奇形は起こるわけですから、それと比較して約数倍という確率になるだけです。子供を生むかどうかについては、十分に主治医と相談の上、家族皆で納得ずくで決めるのがよいでしょう。それから、もし薬を飲んでいる間に妊娠してしまった場合、胎児に問題がないかどうかを調べる検査法がいくつかありますので、産婦人科の医師とよく相談してください。生まれた赤ちゃんに母乳をあげてはいけないわけではありませんが、母乳の中には必ず母親の飲んだ薬が溶け込んでいます。この点を十分に考えて、主治医と相談の上で母乳をやるかどうか決めるとよいでしょう。

予防接種は受けられないのか？

条件が許す限り受けた方が良いでしょう

乳幼児の母親からよく予防接種について問い合わせがきます。てんかん発作があると、予防接種の副反応でてんかん発作がひどくなる可能性があるといわれているからです。しかし、予防接種の基本的なねらいは、本物の病気に罹るより予防接種をした方がはるかに問題が少ないことです。ですから確率の問題として、本物の感染症に罹っててんかんがひどくなる場合と、予防接種をしたことによってたまたま副反応が出ててんかんがひどくなる場合とを、両天秤に掛け比較して考えなければなりません。こう考えると、予防接種はできれば受けた方がよいという積極的な考えに傾いてくると思います。主治医によって予防接種に対する積極性に違いがあります。十分に話し合って納得ずくで決めてください。

予防接種の種類により、副反応の起こりやすいものとそうでないものがあることも知っておくとよいでしょうから、少しお話しします。赤ちゃんの時、最初にするのはポリオの生ワクチンとＢＣＧです。両方ともけいれんなどの副反応はほとんどないといってよいでしょう。ポリオは絶対に受けなければならないものではないかも知れません。結核がいまだに撲滅されていないので、ＢＣＧは是非受けた方がよいでしょう。次はＤＰＴ三種混合ワクチンです。これは、ジフテリア・百日咳・破傷風の三つの予防接種を一挙にやるものですが、ブースター（追加増強効果）をかける意味で何回か小分けにしてやられます。一昔前、このうち百日咳ワクチンでよくけいれんがひどくなった人があり、大きな問題になりましたが、その後ワクチンは改良され、今ではほとんど問題はなくなりました。それでも、基本的には発作があって一年以内には接種ができなかったということで、時期を逸してしまった人があれば、破傷風ワクチンだけは是非とも受けた方がよいでしょう。今でも破傷風はどの年齢で罹っても致命的になる病気ですから。破傷風ワクチンはほとんど副反応を起こすことはありません。

この他の予防接種として、麻疹、おたふく風邪、風疹、インフルエンザ、日本脳炎があります。これらは全てウイルスによる感染症で、特に脳の神経細胞に親しみやすく取りつきやすいウイルスです。とりわけ生ワクチンとして接種される場合が多いこともあって、先にお話した他の予防接種とやや趣が異なり、注意が必要です。ただし、やはり本物の方がはるかに怖いことは確かなので、この点でも主治医とよく相談してください。インフルエンザは、発作を誘発しやすいのでワクチンを受けた方がよいでしょう。また罹ったら早目に抗ウイルス薬を服用した方がよいでしょう。日本脳炎のワクチンは一般に副反応が出やすいのであまりおすすめではありません。

学習障害や心理的な問題とはどのようなものか？

てんかんに伴う問題として、正常と異常のちょうど境界線にあって、〝学習障害〟〝発達障害〟などと呼ばれるものがあります。いわゆる知能検査は正常ですが、特定の科目の成績が悪かったり、図工、体育などで振るわず、不器用な子、運動神経の鈍い子などといわれるものです。不器用や運動神経の鈍さなどは、抗てんかん薬の副作用とする見方を否定はできませんが、やはりてんかんという病気や脳波の異常に伴うことがありますので、薬に全面的に責任を被せるわけにはいきません。現在のように学業成績の善し悪しのみで子どもの質や能力を評価する教育体制を踏まえて社会に出るとすれば、そういう子どもは社会適応に差し障るとみなされます。親や保母、教師は子供の進路について頭を悩まされます。知的な障害や運動の障害がある程度重ければ対応はスムースに行われるのですが、境界線にある障害の場合はなかなか割り切って捉えることができません。それに、一体どう対処したらよいか分からないことがあります。ある特定の分野で能力を発揮できなくても、別の分野で卓越した能力を持っているかも知れない子供をいかに上手に育てていくか、幼稚園や学校教育の今後の課題でしょう。こういう子供はてんかんの患者によく見られるのですが、何もてんかんという病気に限られるわけではありません。不器用な子、運動神経の鈍い子は図工などの作品もでき映えがせず、また駆っこや身体を使ったゲームでもいつもビリになるため、学校内での友達との共同生活に耐えられず、不登校になりやすいでしょう。また、いつもビリになっているとすれば、「ドラエモン」の「のび太君」のようにいつもいじめられやすいのではないでしょうか。

最近、教育的視点から問題になっている「LD（学習障害）」「ADHD（注意欠陥多動性障害）」「PDD（広汎性発達障害）」などは、子どものてんかんの合併症としてもかなりの割合で見られます。文部科学省が推進中の「特別支援教育」に大いに期待したいところです。このような問題の詳細については、著者が出版した日東書院『LDとADHDの正しい理解と最新知識』や主婦と生活社『最新版発達障害-LDとADHDがよくわかる本』を是非ご参照下さい。

幼い時にてんかんと診断されると、親は病気を持ったかわいそうな子としてとかく過保護になりがちです。その結果、何事につけても引っ込み思案で、いつまでも甘えが通ると思っているような、社会的に幼稚な性格を作ってしまいます。こうなっては、たとえ治てんかんで発作が止まっても、成人して世の中に出た時、適応困難を起こしてしまいます。そうならないように、担当医師は病状を正確に伝え、親の自覚を促す必要があります。そのためにも、正確な早期の診断は欠かせません。ですから、たとえ病状が軽くてすぐに治るてんかんでも、一度は専門の病院を受診して総合的な指導を受ける方が後々のためにもよいでしょう。

てんかん患者の会はあるのか?

「波の会」というてんかん患者の会があります

「波」は脳波の波から取ったものです。波の会は一九七三年に発足し、正式名は「社団法人日本てんかん協会」です。てんかんを持つ本人とその家族とを支援するわが国で唯一の公益法人です。現在会員は約七千人で、特定の政党や宗教団体、企業などと特別な関係はなく、オープンな市民団体です。都道府県単位で全国に支部があり、てんかんの患者と家族を支援するためにさまざまな活動を行っております。てんかんについてのいろいろな情報も提供しております。どうぞ気楽にお問い合わせ、入会してください。連絡先は以下のようです。

〒162-0051　東京都新宿区西早稲田2-2-8「全国財団」ビル4F
☎03(3202)5661　FAX　03(3202)7235

URL　http://www5d.biglobe.ne.jp/~jea/

E-mail : nami@scan-net.ne.jp

社団法人日本てんかん協会（波の会）事務局

波の会ロゴマーク

13. てんかんに似た病気にはどんなものがあるのか？

てんかんと間違われるような病気がいろいろあります。そういう〝擬似てんかん発作〟は年齢によって中味が変わります。乳幼児では、発達の途中でみられるその年代特有の、大人では理解できない変わった運動や行為が、てんかんと間違われます。たとえば泣き入りひきつけ、あるいは憤怒けいれんなどといわれるものが、てんかん性のけいれんと間違われることがあります。子供では失神や、あるいは睡眠障害、たとえば夢遊病、夜恐症などが睡眠中に起こるてんかんの発作と間違われます。もちろん、大人でもショックや失神という状態が起こり、けいれんや意識喪失がみられることもあります。また大人ではよくヒステリー（これはいわゆる「ヒス」を起こしているという状態ではなく、精神医学的な用語として使われていたものですが、最近では正式な医学用語としては使われなくなりました）といわれる心理的な状態がてんかんの大発作とよく似ています。これはてんかんの薬では治りません。難治てんかんとの見極めが問題になります。特に、本当のてんかん発作と、このヒステリー発作とを混ぜこぜに持っている患者では、治療がうまくいっているのかどうか、いつも惑わされます。また統合失調症との合併もあります。

非常にまれですが、心臓が悪い時にもてんかんと似た発作が起こることがあります。あるいは脳の栄養血管に問題がある時にも、同じような発作が起こることがあります。こういう病気はもっと緊急を要する場合がありますから、注意しなければなりません。

機会けいれん

正確にはてんかんという診断はできないが、似た症状がみられるもので〝機会けいれん〟があります。これは何かけいれんが起こりやすくなる極端な悪条件でたまたま起こってしまうけいれんのことです。大人でアルコールをたくさん飲んだ翌朝に大発作を起こす人がありますが、普段健康な人でもこのように一生に一回位はけいれんを起こすことがあります。赤ちゃんはもともとけいれんを起こしやすいのですが、急性下痢症などに伴うけいれんや、〝乳児良性けいれん〟と呼ばれるものの中には、機会けいれんと呼んでもよいものが含まれます。

機会けいれんは脳波でてんかん性の異常波はみられませんが、往々にしててんかんと同じ扱いをされることがあります。たとえば半年位薬を飲むとしても、その間に発作が繰り返し起こらなければ、だらだら薬を飲み続ける必要はないでしょう。

熱性けいれん

日本では、乳幼児の十～二十人に一人は熱性けいれんを経験します。

これは他の国に比べてやや多い頻度です。現在のてんかんの分類では、熱性けいれんはてんかん関連症候群の中に入っていますが、治療上はてんかんとは一線を画しています。生後六カ月から三歳頃までに起こる、脳炎や髄膜炎ではない、三八℃以上の発熱に伴ったけいれんのことをいいます。三歳を境に絶対に熱性けいれんが起こらなくなるわけではありません。けいれんは熱の上がり際に起こりやすく、高く上がってしまえばほとんど起こりません。ですから熱性けいれんは起こってしまった後しか分からないことが多いのです。赤ちゃんが突然けいれんを起こしたのであわてて抱きかかえたら火のように熱かったというエピソードになります。初めて熱性けいれんを起こした時は、親は誰でもすぐに救急車で病院に駆けつけますが、二度三度となるともうほとんど動じなくなり、ああまた熱性けいれんかと、しばらく様子をみるようになります。しかし、めったにないのですが、中には脳炎、髄膜炎でけいれんが起こっている場合もありますので、いつもと違うようならすぐに救急で診てもらった方がよいでしょう。

けいれんの様子は大発作と同じで、全身が左右対称に突っ張ってからガクガクとなります。二～三分で終わり、後は寝てしまうか機嫌悪く泣き出します。翌日には熱も下がり、前日のけいれんが嘘のように元気になるのが普通です。もし発熱の度に繰り返し起こるようなら、熱さましの坐薬と一緒にけいれん止めの坐薬も入れてください。これで熱性けいれんを予防できることもありますが、たいてい間に合わずけいれんは起こってしまいます。しかし、熱性けいれんである限り何回けいれんが起こっても後遺症が問題になることはありません。その場合、脳波の異常所見はほとんど参考にならないといわれます。たとえ脳波でてんかん性の異常がみつかっても、(もちろん、脳波異常の性格やその他の神経系の問題も参考にしなければならないのですが)症状として完全な熱性けいれんならばてんかんという診断をつけるのはいき過ぎでしょう。基本的に、熱性けいれんは抗てんかん薬を飲み続けるような治療は必要ありません。

てんかんの病歴も含めて、熱性けいれんには最もよく家族の病歴がみられます。親や兄弟姉妹な

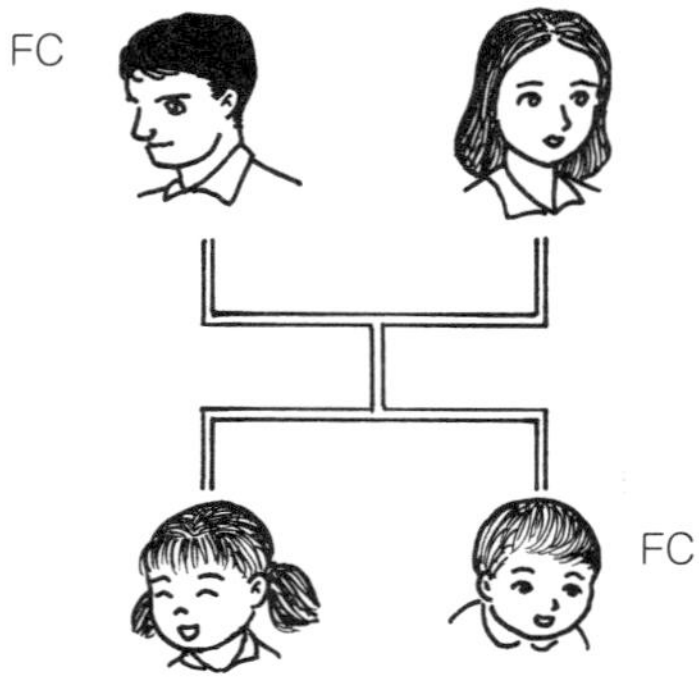

FC:熱性けいれん

どに熱性けいれんの人があれば、むしろ診断が確実性を増し、安全性が高くなります。同様に、いろいろな良性の経過をとるてんかんでも親や年上の兄弟姉妹が同じ病状だったことが分かれば、良性てんかんの診断がより確定的になり、同時に安全性も高まります。
熱性けいれんの百人に三人は後にてんかんに変わっていくといわれます。熱が出ないのにけいれんが起こってくるようになります。けいれんが身体の左右どちらか片方に起こったり、また長時間けいれんしている時は異常です。救急車がくる前にけいれんは止まっていなければなりません。救急車の中でもけいれんが続くとしたら、それは良い兆候ではありません。またけいれんの後しばらく片方の手や足が麻痺して動かないのも良くありません。しかし、熱性けいれんの後で出てくるてんかんで最も多いのは、特発性全般てんかんか特発性部分てんかんだといわれますから、大半は治りやすいものです。側頭葉てんかんの原因が、長く続いたり何回も繰り返された熱性けいれんだということをよく聞きますが、正確なデータはありません。

ここで、治療としてどのように対応するか、判断が難しいところですが、一応注意が必要なタイプの熱性けいれんのリストを挙げておきましょう。

一　けいれんがみられる前に既に明らかな神経系の異常、たとえば脳性麻痺や小頭症、発達の遅れなどがある。
二　けいれんが十五〜二十分以上続く。
三　けいれんに左右差がある。
四　親または兄弟姉妹にてんかんがある。
五　初めてけいれんを起こした年齢が一歳未満ないし六歳以上。
六　けいれんが二四時間以内に二〜三回以上繰り返す。
七　けいれんの直前や直後の体温が三七・五℃以下。
八　脳波で、てんかん性異常（内容によりますが）がみられる。

14. てんかんの過去と未来

紀元前四百年頃、ギリシアのヒポクラテスは、それまで神聖病といわれていたてんかんをより客観的にみる立場を取り、てんかんが脳の病気であるとみていたようです。しかし、その後中世の暗黒時代になり、てんかんは悪魔が乗り移ったもので忌まわしい病気として扱われ、そのような考え方が長く続いたことで、いまだに昔の偏見と誤解が根強く残っています。治療でも、民間療法といわれるおまじない的なものが大手を振ってまかり通ることがいまだにあります。十五〜十六世紀頃のドイツの有名な画家クラナッハの描いた絵には、中世の聖者が悪魔を追い払っている場面がありますが、この絵の中でてんかん患者の口から悪魔が逃げ出していくのがみられます。エクソシストという映画の中で、女の子が悪魔に取りつかれますが、その時の症状はまさに中世の暗黒時代にでき上がったてんかん発作の忌まわしいイメージではないかと思います。病院で脳波やシーティー・スキャン、脳の血管撮影などの最新の検査をしますが、そういう近代的な医療検査法と悪魔払いという時代錯誤的なことが同時進行するという矛盾に満ちた、キリスト教を信じない日本人にとってはむしろコケティシュな内容でした。

一方で、筆者がカナダにいた時、メノナイトの青年が側頭葉てんかんの切除手術を受けていました。メノナイトというのはメノン派というキリスト教プロテスタントの一派で、神から遠ざかってしまうというのであらゆる近代文明を否定し、いまだに電気は使わず、ランプと薪の生活で、車は使わず馬車を使うという徹底した厳しい教義の実践を貫ぬき通している人達のことです。アーミッシュもおよそ似たようなものです。日本ではとうてい考えられないような人達が住むことができるアメリカ、カナダというのは一体どんなおうような国なのだろうと驚かされます。そのメノナイトの青年に次のような皮肉な質問をしてみました。「あなた方は近代文明を否定して電気やエンジンのないような生活をしているのに、近代科学の粋を集めたてんかんの外科手術を受けることに教義的な抵抗はないのですか。」すると、その明るい性格のいかにも農家育ちらしいがっしりとした体格の日焼けした青年は、別に気分を害することもなくあっけらかんと次のように答えてくれました。「それとこれとは別です。私たちは病気を治す良い方法があれば、そしてそれが理論的に本当に良い方法であれば、別に教義にこだわることはありません。私自身もそうですし、私の両親もこの手術におおいに賛成してくれました。」筆者はこの時、なるほど、一見近代文明を全面的に否定するようなかたくなな宗教を信じている一方で、この人達はこういう柔軟性を持った考え方で生き延びてきたのだなとつくづく感心しました。同時に、たとえ近代文明を全面的に否定しているとはいえ、この人達にはてんかんに対する昔の偏見や誤解は全くないのだと思いました。この青年は普段の自分の生活ではなかなかできないからと、病室のＴＶゲームのシューティング・ゲームを大いに楽しんでいました。彼は手術後、発作のないメノナイトの生活を続けていることでしょう。

てんかんの分野以外でも、最近の科学の発達は日進月歩でめまぐるしく進んでいます。てんかんの電気ショートの素がどのように起こり始めるのかもっとよく分かれば、それに応じた新しい抗てんかん薬が開発され、将来てんかん全てを治すことができるかも知れません。

脳の画像診断検査法がより精密になれば、てんかんの原因がより正確にみつかるでしょう。

始めにお話ししたように、てんかんのメカニズムがどんどん解明されていけば、それと同時に人の脳の働きの謎もどんどん解明されていくでしょう。それによって、将来この病気やその合併症で苦しむ人が一人もいなくなる時代が来ることを願って止みません。

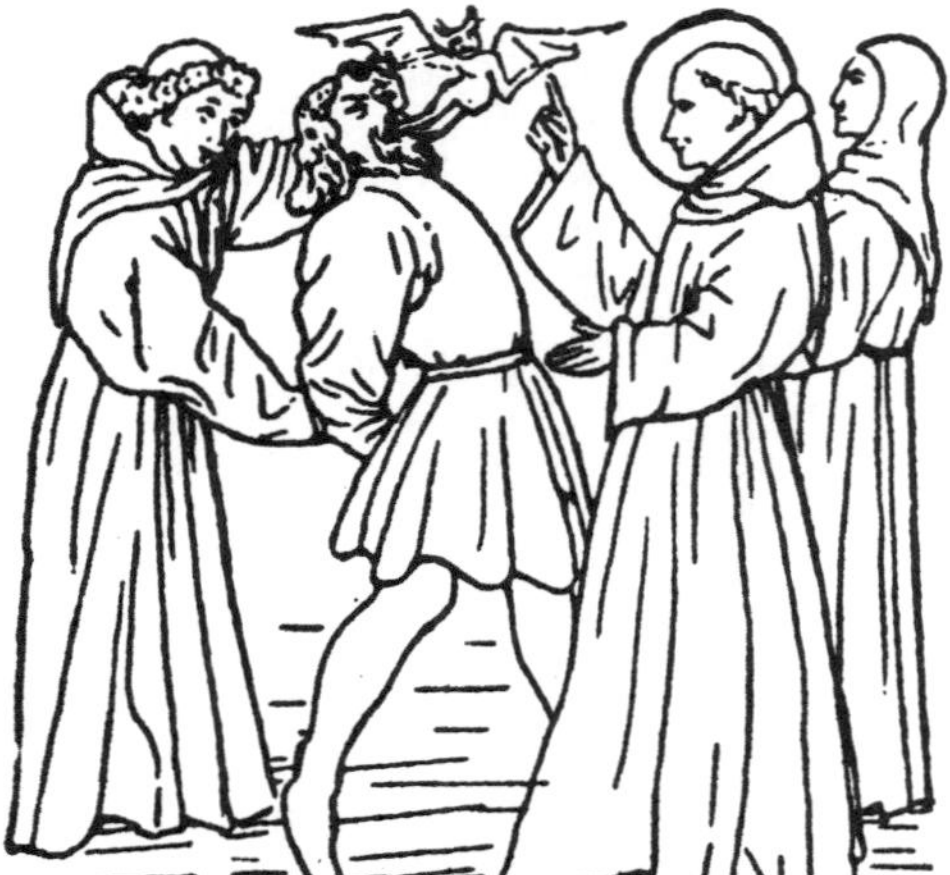

中世の聖者の悪魔払い

おわりに

いかがですか。少しはてんかんという病気を見直していただけたでしょうか。え、ここに書いてあったことはよく知っていたからつまらなかったですって?はじめは雑学でも、興味本位でもかまいません。とにかく、てんかんという病気のことを少しでも多くの人に少しでもより正しく理解していただければ、この本の役目は果たされます。

もし、てんかんの患者がいじめの対象になったり、社会的に疎外されたり、そしてその結果不登校や出社拒否など、ともすると引きこもりがちになるようなことがあれば、それは、この病気を一般の人にもっとよく理解してもらうための努力があまりなされなかったせいではないでしょうか。この点は大いに反省し、新たな出発を急がなければなりません。脳の世紀、二十一世紀はもうすでに始まっているのです。

〈参考文献〉

1. ドストエフスキーのてんかん再考　原発全般てんかん説　Henri Gastaut 著、和田豊治訳、一九八一年五月　大日本製薬株式会社
2. 世界名画全集　十続巻　ゴッホ　昭和三六年八月　平凡社
3. クレオパトラ　宮尾登美子　著、一九九六年十月　朝日新聞社
4. 最新のてんかん診療　金澤　治　編、治療、一九九七年九月号　南山堂
5. 医療最前線　てんかんの最新治療　金澤　治　著、治療、一九九六年一一月号　南山堂
6. 難治てんかんの治療　発達脳とてんかん　金澤　治、小児神経学の進歩第二五集　一九九六年　日本小児神経学会卒後教育委員会・編　診断と治療社
7. Joan of Arc. E.Foote-Smith & L.Bayne.　Eplipsia 32.810-815,1991.
8. 現代精神医学大系　第一一巻Ａ　てんかんⅠ　一九七七年　中山書店
9. 臨床てんかん学　和田豊治　著、一九八〇年一月　金原出版
10. 別冊サイエンス　Science Illustrated 11　生きている脳　一九八一年四月　日本経済新聞社
11. てんかんのＱ＆Ａ　河合逸雄　著、一九九二年七月　ミネルヴァ書房
12. てんかんの歴史　一、二　Ｏ・テムキン　著、和田豊治　訳、一九八九年二月　中央洋書出版部
13. 情動と側頭葉てんかん　扇谷　明　著、一九九三年一一月　医学書院

14. 特集てんかん　小児てんかん症候群の最近の進歩　金澤　治　著、神経内科、二〇〇三年二月号　科学評論社
15. 天才の誕生—あるいは南方熊楠の人間学　近藤俊文　著、一九九六年五月　岩波書店
16. 今日の治療指針（二〇〇三）　二四．小児科疾患　小児のてんかん　金澤　治、二〇〇三年四月　医学書院
17. 部分てんかん　金澤　治　著、小児内科三三巻増刊号　二〇〇一年一一月　東京医学社
18. 子どものてんかんの精神症状　金澤　治　著、臨床精神医学、二〇〇七年五月号　アークメディア
19. てんかんの薬物治療とそのエビデンス（総論）　金澤　治　著、2011-2012 EBM小児疾患の治療、二〇一一年二月　中外医学社
20. 部分てんかん　小児疾患の診断治療基準　金澤　治　著、小児内科増刊号、二〇〇六年十一月　東京医学社
21. 熱性けいれん・てんかん　病気と薬パーフェクトBOOK2012　金澤　治　著、薬局増刊号、二〇一二年四月　南山堂
22. 意識障害を主症状とするてんかん　必携！けいれん、意識障害-その時どうする　金澤　治　著、小児内科、二〇〇六年二月号　東京医学社
23. 精神疾患によるけいれん・意識障害　けいれん・意識障害一一九番-まずかんがえるべきことと対応-　金澤　治　著、小児科診療、二〇〇八年三月号　診断と治療社
24. てんかん外科　小児科から外科治療へ　金澤　治　著、小児科臨床ピクシス③　小児てんかんの最新治療、二〇〇八年十二月　中山書店

25．ガバペンチンの臨床評価　金澤　治　著、Progress in Medicine、二〇〇八年九月号　ライフ・サイエンス
26．処方の教室　てんかん　金澤　治　著、レシピ、二〇〇八年十月　南山堂
27．てんかんの薬と副作用　金澤　治　著、こころの科学、二〇一一年四月号　日本評論社
28．ガバペンチン、トピラマートが無効でラモトリギンが有効であった四例の症候性難治てんかん　金澤　治　著、小児科臨床、二〇一〇年八月号　日本小児医事出版社
29．新規抗てんかん薬を用いた児童思春期のてんかん治療について　金澤　治　著、精神科、二〇一一年三月号　科学評論社
30．てんかん　金澤　治　著、現代児童青年精神医学（改訂第二版）、二〇一二年一一月　永井書店
31．小児・思春期のてんかんに伴う精神的な諸問題　金澤　治　著、精神科、二〇一二年八月号　科学評論社

〈付録　表1〉全国のてんかんセンターとてんかん専門病院

1　てんかんセンター（脳外科、小児科を含み質・規模ともに充実したもの）

●国立静岡てんかん・神経医療センター（関東、全国）
〒420-0953静岡市漆山886　☎ 054–245–5446　FAX 054–247–9781
http://www.hosp.go.jp/˜szec2/

●国立精神・神経センター武蔵病院
〒187-0031東京都小平市小川東町4-1-1
☎ 042–341–2711　FAX 042–344–6745
http://www.ncnp.go.jp/hospital/topics/epilepsynews.html

●国立西新潟中央病院てんかんセンター（環日本海地域）
〒950-2085新潟市真砂1-14-1　☎ 025(265)3171　FAX 025(231)2831
http://ns.masa.go.jp/epi/

●東北大学病院てんかん科
http://www.hosp.tohoku.ac.jp/sinryou/s57_tenkan.html

2　てんかん専門病院（民間）

●ベーテル病院

〒989-2455宮城県岩沼市北長谷字畑向山南27-2　☎022-324-1211

FAX 0223(24)2265

3　てんかん専門クリニック

●むさしの国分寺クリニック（東京）☎042-328-5660　FAX 042-328-5659

http://www1.ocn.ne.jp/~mkclinic/

●北原メンタルクリニック（長野）☎026-286-0007　FAX 026-286-0006

http://www9.ocn.ne.jp/~kmc0007

●森川クリニック（名古屋）http://www.drmorikawa.com/

●しらさかクリニック（神戸）http://www.mediawars.ne.jp/~yukisss/

4　てんかん関連のリンク集ホームページ

●てんかん診療ネットワーク（全国版）http://www.ecn-japan.com/

●埼玉県てんかん医療ネットワーク（埼玉県）http://www.pavc.ne.jp/~kaos/index.html

〈付録　表2〉てんかん、てんかん症候群および関連発作性疾患の分類(ILAE 1989)

1　局在関連性（焦点性、局所性、部分性）てんかんと症候群

1.1　特発性（年齢に関連して発病する）

●中心・側頭部に棘波をもつ良性小児てんかん

●後頭部に突発波をもつ小児てんかん

●原発性読書てんかん

1.2　症候性

●小児の慢性進行性持続性部分てんかん

●特異な発作誘発様態をもつてんかん

●側頭葉てんかん

●前頭葉てんかん

●頭頂葉てんかん

●後頭葉てんかん

1.3　潜因性

2　全般てんかんと症候群

2.1　特発性（年齢に関連して発病する。発病年齢順に記載）

●良性家族性新生児けいれん

●良性新生児けいれん
●乳児良性ミオクロニーてんかん
●小児欠神てんかん（ピクノレプシー）
●若年欠神てんかん
●若年ミオクロニーてんかん（衝撃小発作）
●覚醒時大発作てんかん
●上記以外の特発性全般てんかん
●特異な発作誘発様態をもつてんかん

2-2　潜因性あるいは症候性（発病年齢順に記載）
●West症候群（infantile spasms、電撃・点頭・礼拝けいれん）
●Lennox-Gastaut症候群
●ミオクロニー失立発作てんかん
●ミオクロニー欠神てんかん

2-3　症候性

2-3-1　非特異病因
●早期ミオクロニー脳症
●サプレッション・バーストを伴う早期乳児てんかん性脳症（大田原症候群）
●上記以外の症候性全般てんかん

2-3-2　特異症候群

3　焦点性か全般性か決定できないてんかんと症候群

3-1　全般発作と焦点発作を併有するてんかん

●新生児発作

●乳児重症ミオクロニーてんかん

●徐波睡眠時に持続性棘徐波を示すてんかん

●獲得性てんかん性失語（Landau-Kleffner症候群）

●上記以外の未決定てんかん

3-2　明確な全般性あるいは焦点性のいずれの特徴をも欠くてんかん

4　特殊症候群

4-1　状況関連性発作（機会発作）

●熱性けいれん

●孤発発作、あるいは孤発のてんかん重積状態

●アルコール、薬物、子癇、非ケトン性高グリシン血症等による急性の代謝障害や急性中毒の際にのみ見られる発作

（日本てんかん学会分類委員会、一九九一年　一部加筆）

〈付録　表3〉2001年改訂版てんかん症候群分類（ILAE案）

分類	症候群
乳児・小児の特発性焦点性てんかん	良性乳児発作（非家族性）
	中心側頭部に棘波を示す良性小児てんかん
	早発性良性小児後頭部てんかん（Panayiotopoulos 型）
	遅発性良性小児後頭部てんかん（Gastaut 型）
家族性（常染色体優性）焦点性てんかん	良性家族性新生児発作
	良性家族性乳児発作
	常染色体優性夜間前頭葉てんかん
	家族性側頭葉てんかん
	多様な焦点を示す家族性焦点性てんかん
症候性（またはおそらく症候性）焦点性てんかん	辺縁系てんかん
	海馬硬化を持つ内側側頭葉てんかん
	特殊病因で特定される内側側頭葉てんかん
	局在と病因で特定されるその他の型
	新皮質てんかん
	Rasmussen 症候群

	片側けいれん片麻痺症候群 局在と病因で特定されるその他の型 　早期乳児遊走性部分発作
特発性全般てんかん	乳児良性ミオクロニーてんかん ミオクロニー失立発作を持つてんかん 小児欠神てんかん ミオクロニー欠神てんかん 多様な表現型を持つ特発性全般てんかん 　若年欠神てんかん 　若年ミオクロニーてんかん 　全般性強直間代発作のみを持つてんかん 熱性発作プラスを持つ全般てんかん
反射てんかん	特発性光過敏性後頭葉てんかん その他の光過敏性てんかん 原発性読書てんかん 驚愕てんかん
てんかん性脳症（てんかん様異常が進行性障害をもたらす）	早期ミオクロニー脳症 大田原症候群 West 症候群

進行性ミオクローヌスてんかん
てんかん診断を必要としない発作

Dravet症候群（乳児重症ミオクロニーてんかん）
非進行性脳症のミオクロニー重積状態
Lennox・Gastaut症候群
Landau・Kleffner症候群
徐波睡眠時に持続性棘徐波を示すてんかん
特殊疾患（DRPLA、MERRF、神経セロイドリポフスチン症、など）
良性新生児発作
熱性けいれん
反射発作
アルコール離脱発作
薬物あるいは他の化学物質で誘発される発作
即時および早期外傷後発作
単一発作あるいは発作の孤立群発
稀発発作

〈付録　表4〉てんかん発作の分類（ILAE 1981）

1　部分（焦点、局所）発作
1-1　単純部分発作（意識の障害はない）
1-1-1　運動症状を伴うもの
1-1-2　体性感覚あるいは特殊感覚症状を伴うもの
1-1-3　自律神経症状を伴うもの
1-1-4　精神症状を伴うもの
1-2　複雑部分発作（意識障害がある）
1-2-1　単純部分発作で始まり、意識障害を来すもの
1-2-2　初めから意識障害があるもの
1-3　二次性全般化発作
1-3-1　単純部分発作が全般発作に発展するもの
1-3-2　複雑部分発作が全般発作に発展するもの
1-3-3　単純部分発作が複雑部分発作を経由して全般発作に発展するもの
2　全般発作（けいれん性と非けいれん性）

2-1 欠神発作

2-1-1 （定型）欠神発作

2-1-2 非定型欠神発作

2-2 ミオクロニー発作

2-3 間代発作

2-4 強直発作

2-5 脱力発作（失立発作）

2-6 強直間代発作

3 分類不能なてんかん発作

資料が不十分、不完全なために分類できない発作。右に記述したカテゴリーには分類できない発作全てを含む。律動性眼球運動、咀嚼様運動、水泳様運動のような、いくつかの新生児の発作も含まれる。

〈付録　表５〉主な抗てんかん薬の商品名と副作用

数字は一日投与量（かっこ内は最大量）（単位：ｍｇ／ｋｇ）と、有効血中濃度（単位：μｇ／ｍｌ）。なお、ジェネリック商品名は概ね省略されています。

●バルプロ酸（デパケン錠１００、２００ｍｇ、デパケン-R錠１００、２００ｍｇ、バレリン錠１００、２００ｍｇ、ハイセレニン錠１００、２００ｍｇ、セレニカ-R錠２００ｍｇ、４００ｍｇ、セレニカ-R顆粒、デパケン・シロップ５０ｍｇ／ｍｌ、バレリン・シロップ５０ｍｇ／ｍｌ、エピレナート・シロップ５０ｍｇ／ｍｌ、セレブ・シロップ２００ｍｇ／４ｍｌパック）

５～３０（５０）、　５０～１００

胃腸障害、肝障害、体重増加、振戦、脱毛、高アンモニア血症、血小板減少、ライ症候群様症状

●カルバマゼピン（テグレトール錠１００、２００ｍｇ、テレスミン錠２００ｍｇ）

５～２０（２５）、　４～１０

眠気、失調、めまい、発疹、白血球減少、ADH分泌異常症候群

●ゾニサミド（エクセグラン錠１００ｍｇ、エクセグラン散）

４～８（１２）、　１０～３０

眠気、脱力、精神症状、尿路結石、体重減少、発汗減少

●フェニトイン（アレビアチン錠100mg、ヒダントール錠25、100mg、アレビアチン細粒、アレビアチン末、ヒダントール末、ジフェニールヒダントイン散、フェニトインN散）

2．0～7（10）、　　5～20

複視、失調、眼振、歯肉増殖、多毛、発疹、白血球減少、神経炎

●エトトイン（アクセノン錠250mg）フェニトインの代用、歯肉増殖や多毛が出ない。

●フェノバルビタール（フェノバール錠30mg、ルミナール散、フェノバール・エリキシル4mg／ml、ワコビタール坐剤15、30、50、100mg、ルピアール坐剤25、50、100mg）

0．5～3（5）、　　10～30

眠気、精神機能低下、多動、発疹

●プリミドン（プリミドン錠250mg）

5～20（30）、　　5～10

眠気、精神機能低下、多動、発疹

●クロバザム（マイスタン錠5、10mg、マイスタン細粒）

最大40mgまで。眠気、気道分泌物過多

●エトサクシミド（エピレオプチマル散、ザロンチン・シロップ50mg／ml）

5〜15（30）、　40〜100

胃腸障害、汎血球減少、発疹、めまい

●ジアゼパム（セルシン、ホリゾン、ソナコン錠2、5、10mg、セルシン・シロップ1mg／ml、セルシン散、ホリゾン散、ソナコン細粒、ダイアップ坐剤4、6、10mg）頓服使用。

眠気、失調、筋緊張低下、気道分泌物過多

●クロナゼパム（ランドセン錠、リボトリール錠0．5、1、2mg、ランドセン散、リボトリール散）

0．025〜0．1（0．2）、　0．013〜0．072

眠気、失調、筋緊張低下、気道分泌物過多

●ニトラゼパム（ベンザリン錠2、5、10mg、ネルボン錠5、10mg、ベンザリン、ネルボン細粒）

眠気、失調、筋緊張低下、気道分泌物過多

●アセタゾラミド（ダイヤモックス錠250mg、末）単独投与はしない。生理時の発作に有効。利尿効果は強力ではない。眠気
●アセチルフェネトライド（クランポール錠250mg、末）部分発作に有効
●スルチアム（オスポロット錠50、200mg）部分発作に有効
●臭化カリウム（末）最大3gまで。眠気、にきび。難治大発作に有効
●ガバペンチン（ガバペン錠200mg、300mg、400mg、シロップ50mg／ml）部分発作に有効だが効果が弱い。眠気。薬物相互作用がほとんど無い。
●トピラマート（トピナ錠25mg、50mg、100mg）部分発作、難治発作に有効。ゾニサミドに似た副作用。細粒の発売予定あり。
●ラモトリギン（ラミクタール錠小児用2mg、5mg、錠25mg、100mg）バルプロ酸の効果スペクトラムをカバー。初期投与量に注意。
●レベチラセタム（イーケプラ錠250mg、500mg、シロップ100g／ml）部分発作に有効だが効果スペクトラムは広い。薬物相互作用が無く、副作用が少ない。
●トリクロホスナトリウム（トリクロリール・シロップ100mg／ml）小児の睡眠薬。頓服使用のみ
●抱水クロラール（エスクレ坐剤250、500mg）頓服使用のみ。小児の睡眠薬
●酢酸テトラコサクチド（合成ACTH）（コートロシン注、コートロシンZ注40単位／mg）点頭てんかんの特効薬。種々の副作用あり

著者略歴

金澤 治（かなざわおさむ）

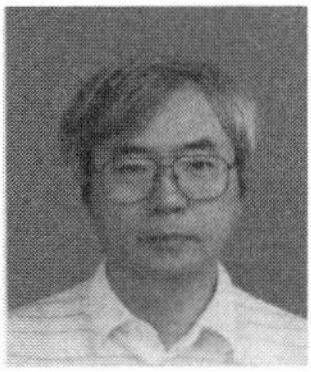

新潟県出身
昭和52年京都大学医学部卒業
国立療養所静岡東病院てんかんセンター
国立療養所宇多野病院関西てんかんセンター
カナダ西オンタリオ大学病院
　神経科エピレプシー・ユニット留学
国立西新潟中央病院てんかんセンター小児科
　医長を経て，現在，埼玉医科大学神経精神科・心療内科准教授，
　医学博士，
日本小児神経学会評議員，小児神経専門医，てんかん専門医，国際小児神経学会会員
ホームページURL: http://kanaosamu.image.coocan.jp/

知られざる万人の病　てんかん

定価（本体1,300円＋税）

1998年 1月 29日　1版1刷
2006年 2月 1日　2版1刷
2008年 4月 10日　2刷
2010年 9月 1日　3刷
2013年 4月 25日　4刷

著　者　金《かな》澤《ざわ》　治《おさむ》
発行者　株式会社　南山堂
代表者　鈴木　肇

〒113-0034　東京都文京区湯島 4丁目 1-11
TEL　編集(03)5689-7850・営業(03)5689-7855
振替口座　00110-5-6338

ISBN 978-4-525-38142-4　Printed in Japan

A 3 8 1 4 2 4 0 2 0 4 - A